LOCUS

LOCUS

LOCUS

LOCUS

CARE
Good Care ,
Good Living

care 05
小心 **嘴破** 身體免疫拉警報

作　　者：孫安迪
繪　　圖：BO2
責任編輯：劉鈴慧
美術設計：林家琪
法律顧問：全理法律事務所董安丹律師
出 版 者：大塊文化出版股份有限公司
　　　　　台北市105南京東路四段25號11樓
　　　　　www.locuspublishing.com
讀者服務專線：0800-006689
　　　　　　TEL：(02) 87123898　FAX：(02) 87123897
郵撥帳號：18955675
戶　　名：大塊文化出版股份有限公司

總 經 銷：大和書報圖書股份有限公司
地　　址：台北縣五股工業區五工五路2號
　　　　　TEL：(02) 89902588 (代表號)　FAX：(02) 22901658
製　　版：瑞豐實業股份有限公司
初版一刷：2010年10月
定　　價：新台幣280元
ISBN：978-986-213-201-2
Printed in Taiwan

國家圖書館出版品預行編目資料

小心嘴破，身體免疫拉警報 / 孫安迪作；-- 初版.
　-- 臺北市：大塊文化, 2010.10
　　面；　公分. -- (care；5)
　　ISBN 978-986-213-201-2(平裝)

　　1.口腔疾病 2.口腔生物學 3.免疫力

416.9　　　　　　　　　　99017993

小心 **嘴破**
身體免疫拉警報

作者‧**孫安迪**

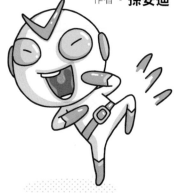

目錄

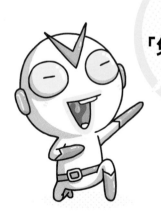

大家好！
我是孫醫師的
「免疫小超人」！

關於我們的口腔

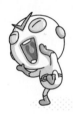

　　以我身為台灣、唯一的台大醫院「口腔黏膜病免疫特別門診」資深主治醫師來說，嘴破，是民眾很普遍會碰上的毛病。說大不大，有的只是單純潰瘍；但有的病因複雜，常合併其他免疫疾病，或侵犯口腔以外其他器官。如果不去管它，任由著反覆發作，或久潰不癒，那後續病變甚或癌變的麻煩，就會差很大！

　　我們的口腔有幾個特性：

　　（一）含菌種很多。

　　（二）新陳代謝很快。

　　（三）血液循環充沛。

　　（四）胚胎的發育，口腔黏膜、皮膚、生殖器黏膜，都是來自外胚層，有抗原的交叉性，所以免疫的相關反應，常會在口腔黏膜中表現出來。

在人的口腔裡，通常有五到六百個不同的菌種存在，其中有40％是全新的菌種。以牙菌斑來說，一毫克就有一億個細菌；如果個人的口腔衛生習慣不好，那就可能高達二到十億個細菌，在口腔中伺機而動。而1cc的唾液，含有六兆個細菌，在抵抗力低、免疫力差的時候，就有可能會發生菌血症。

身體內外有六百兆的細菌，消化道就有一百兆，最多的在大腸，再來便是口腔。就全身的代謝來看，腸道黏膜最快，兩天到十二天更新一次；其次是口腔黏膜，四到十四天脫換一次皮，但是壓力、情緒、營養等的問題，都會影響代謝速度。

口腔中，特別是我們的舌頭，是身體臟器唯一外露的器官，因此微循環障礙、自律神經失調、免疫或內分泌失調等，都可以從舌診觀察中，得到相當的參考判斷。某些急救用藥，例如心臟病發時的硝化甘油舌下含片，用意就是在利用舌下黏膜血管豐富、吸收快，以及避免藥物因經過腸胃道，而破壞了藥效所設計的。

正常人的口腔中，原本就有各式各樣的細菌，細菌間不但彼此維持平衡，也和人體局部或者全身免疫系統，

即我們平常慣說的「抵抗力」，保持均衡。一旦這樣的均衡狀態被打破了，便會引發疾病。口腔黏膜、唾液、免疫力，都是對抗病菌的尖兵，當這些防衛組織出了問題，就會導致口腔黏膜產生病變。

在局部原因方面，比如口腔黏膜受損、局部免疫失調、牙結石、牙菌斑堆積、唾液減少、局部放射照射、假牙有問題，或抽菸、喝酒、咀嚼檳榔等等。全身性的因素，則例如過度使用抗生素、營養不足、缺乏維生素、缺乏微量元素、免疫系統失調、罹患慢性消耗性疾病、重金屬中毒、內分泌機能障礙、骨髓造血功能異常、情緒壓力等等。

不同的年齡時期，由於口腔和顎面部發育、生活習慣的改變，及各種外在因素的影響，會使口腔內部環境也發生變化，當然，在這一個環境中生存的菌群，也隨之發生演變。口腔微生物群，也是要經過長期動態變化磨合，才能逐漸達到穩定的狀態。菌種由簡單到複雜，數量由少到多。

在早期階段，以需氧菌和兼性厭氧菌占優勢，隨著年齡的增長，厭氧菌的比例增多。所以除新生兒期與嬰兒期

外，無論在任何年齡組，兼性厭氧菌總是優勢菌。

口腔微生物在口腔內，以兩種狀態存在，一種是游離狀態，微生物存在於經常流動的唾液中；一種是定植於口腔黏膜及牙齒表面形成牙菌斑，引起齲齒和牙周病。在口腔中定植的主要微生物有：細菌、真菌、原蟲和病毒等幾大類。其中，細菌的數量最多，種類最複雜。

在正常情況下，口腔微生物之間，微生物與宿主口腔間，處於生態平衡狀態。由於體內、外環境因素的影響，可導致菌群失調，一些細菌過盛增殖，正常口腔微生物失去生理組合，即產生生態失調的變化，導致疾病。生態失調與口腔疾病的發生密切相關，口腔黏膜病，諸如白色念珠菌、壞死性齦口炎、齲齒和牙周病等等，就是口腔生態失調的表現。

齲齒，是宿主、食物和微生物相互作用導致的牙體硬組織疾病。實質上，它是牙面局部環境、細菌和食物相互關係失調的表現。齲病活躍的病人，局部環境因素改變，包括滯留區增加，唾液分泌減少，使牙面聚集的細菌增加，再加上大量蔗糖的攝入，使牙面微生態發生明顯變化，變形鏈球菌等產酸菌的數量增多，產生大量有機酸以

致琺瑯質脫鈣，而形成了齲洞。

　　牙周病，是發生於牙周支持組織的一組疾病，由內外環境多種因素影響，導致齦下菌斑生態失調所引起。表現出來的症狀，是細菌組成比的改變，和絕對數量的增加，其中某些種類的細菌可增殖很多，比如產黑色素類桿菌、螺旋體等。此外比如牙髓、牙根尖周疾病，和一些口腔黏膜病，也是口腔菌群間生態平衡失調所致。例如口腔內白色念珠菌的大量增殖，可導致大家熟悉的「鵝口瘡」。

　　在我們口腔環境中，存在著正常微生物群，它們對口腔健康和疾病負有重要責任。一般情況下，口腔正常菌群並不會造成疾病，只有在口腔微生物環境發生雜亂情況下，使一些細菌大量繁殖，口腔正常微生物群間產生菌群失調，才會對宿主造成損害，發生疾病。

　　所以，對一般民眾來說，口腔衛生是不可忽略和偷懶的；對醫生而言，要預防和治療口腔疾病，首先要採取生態調整措施，建立口腔的正常生態平衡，而不是將口腔內所有微生物徹底消滅。

孫安迪

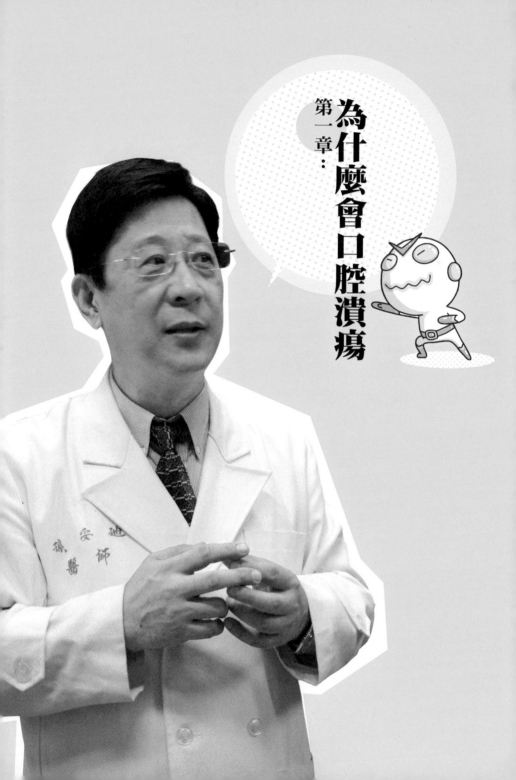

第一章：為什麼會口腔潰瘍

口腔，就像是人類疾病的一扇窗，除了解微循環外，口腔也可以看出人體的免疫功能，內分泌狀態，自律神經狀況，並與身體各部位息息相關，所以成為治療疾病的重要參酌關鍵。口腔黏膜疾病，是指發生在口腔黏膜和軟組織的病變；和許多全身系統疾病有著密切關係，因為口腔黏膜病況，也是判斷這些疾病處於早期或已到晚期的表徵之一。

　　雖然身體有許多病痛，會從口腔反應出來，例如來自細菌或病毒的感染，藥物過敏，缺乏鐵質、維生素B_{12}、葉酸……等等，會出現唇炎、嘴角炎、舌炎等症狀，但是如果傷口拖了一段時間，時好時犯反覆發生，久潰不癒很難收口，就要小心是不是有癌變的潛能。

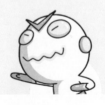

嘴破

口腔有著許多功能，是咀嚼食物的地方、品味和發音之處；同時還具有保護性質，對抗許多有害的細菌和物理創傷。口腔黏膜的結構，和唾液的相互關係，幫助我們完成了消化開端的功能。口腔由一層黏膜層所覆蓋，由上皮層、結締組織、固有層所構成。

保護和感覺是口腔黏膜最大功能，保護是幫我們防禦外來的創傷刺激，和生物、微生物、病毒的侵襲。在感覺刺激部份，味覺之外，還有疼痛、碰觸、擠壓以及對冷熱溫度的反應。而唾液分泌出的過氧化酶、溶菌酶、乳鐵蛋白、免疫球蛋白，可以抑制微生物生長，預防口腔內感染。

口腔潰瘍就是俗稱的「嘴破」，是日常生活中的常見症狀，嘴巴裡會有發熱和疼痛的感覺，吃東西時非常不舒服，如果病灶是發生在頰黏膜處，不小心被牙齒咬到傷口，可就成了二次傷害，又得多疼幾天。好在，發生在口腔黏膜上的淺表性潰瘍，多是一至兩個星期，便可以自己痊癒。

一般口腔潰瘍，講話和吃喝東西時，一碰到傷口就疼痛不堪，有人張嘴困難，有人還會伴隨口乾現象。通常會持續三到十天，嚴重時，還要忍耐兩個禮拜左右，痊癒後不會留下疤痕。

　　有些口腔潰瘍病患，老是在反覆發生，醫學上稱之為「復發性口腔潰瘍」，也叫復發性（鵝）口瘡性潰瘍。有人一年發病數次，也有人一個月頻繁發病幾次，甚至新舊病變交替出現。但若這般反覆發作，請務必問診就醫了。

　　咬傷或燙傷的水泡，所造成的潰瘍，比較容易復原，但是「自體免疫疾病」所形成的潰瘍，會較難收口，請別自行隨便塗抹藥膏，還是要經醫師診斷，如果不使用類固醇或免疫調節劑很難痊癒，必要時須佐以免疫檢查。若是濾過性病毒所感染的水泡性潰瘍，常需要十天到十四天的病程，才會恢復。

　　正常的口腔黏膜，濕潤光滑，呈粉紅色，除黑色素、皮脂腺外，沒有其他。口腔黏膜的防禦作用，主要在物理化學、上皮和免疫的屏障。我們的唾液，就是口腔黏膜的第一道關卡。唾液的沖洗作用，可以用來排除有毒物質，使微生物不易附著於黏膜或牙齒表面。

口腔潰瘍發作的原因：

- 包括病毒、細菌、黴菌等感染引起，情緒壓力、疲勞倦怠，患者不小心咬傷、刷牙意外，牙周病、牙髓炎、蜂窩性組織炎，尖銳牙齒邊緣或齲齒傷害，植牙不當或假牙配置有問題，不良的口腔習慣、大量抽菸喝酒嚼檳榔。

- 體內免疫系統失調，皮膚、血液方面的疾病，惡性腫瘤，放射線的治療，藥物的副作用等等，都會引起嘴破。

- 有些更年期婦女，因為動情激素和黃體激素的減少，貧血狀況的增加，造成口腔黏膜單薄，動輒受傷、灼熱刺痛好幾天。

- 老人家則是因為口水減少引起的口乾，使牙菌斑增加；或是假牙使用困難，增加摩擦。如果口腔衛生又沒顧好，很容易就受口腔潰瘍所困擾。

當醫師診斷口腔黏膜的病灶時，皮膚之外，包含了身上其餘呼吸系統、消化系統、泌尿生殖系統及眼睛的黏

膜組織，都會是詢問和觀察的重點，是否有數種疾病的混合？是否是自體免疫疾病？甚至是紅斑性狼瘡、疱疹性皮膚炎，都可從口腔黏膜做早期診斷。

假牙問題

假牙雖然有很好的替代功能，但若是配戴時發現不夠吻合，或是植牙不夠穩妥，請別勉強忍耐著、心想將就一下算了。因為長期下來，會對口腔組織造成磨損，口腔潰瘍也會因此而起。如果任由嘴巴裡不良的補綴物或破損牙齒，造成口腔黏膜的慢性刺激，又不去管它，讓這些病變繼續糟糕下去，就有可能會惡化成口腔其他嚴重的病變。

假牙做得好不好，怎麼判斷？價錢如果太低於市場行情，可能在印模材料、瓷牙金屬、技工費用等偷工減料，而影響品質。支柱牙的整修、治療時間不能太短，才能磨得精細；印模未必一次就能完成，精確與否才是重點。做出的假牙成品如不理想，牙醫應為病患重做；但不要期盼一次配好假牙，就可以使用終生。

通常剛開始戴假牙時，會覺得嘴巴裡有異物，口水變

多了，有些人還會講話發音不清楚或咀嚼不方便。調適期間，一定要配合牙醫指示回診，檢查找出不舒服的原因，多練習和調整。另外，不可毛毛糙糙的強行摘、戴假牙，應該用手依照一定方向先放穩了，再來咬合，絕對不行用牙齒與牙齒去咬合就定位，不但會使假牙變形、甚至斷裂，並且會對被掛鉤的牙齒及支持組織造成傷害。

配戴活動假牙的民眾，除了不能偷懶，在每餐過後要取下來清洗乾淨，避免食物殘渣堆積外，每天睡覺前，也要將活動假牙摘下來做徹底清潔，以免細菌在表面滋生。如果把假牙浸泡在熱水中，或是隨手擱著任由乾燥，都會導致假牙的變形，晚上睡覺前，將假牙拿下來後，要將假牙浸泡在專用清潔液或是冷水中。

如果不用心清洗假牙，久而久之假牙上也會有牙結石、牙垢的形成，到時處理起來就不容易了，而口腔中剩下的真牙，一樣要刷乾淨。活動假牙是不可以戴上一整天的，因為假牙下方的軟組織，直接承受咬合所加與的力量，會影響到正常的血液循環，為避免產生紅腫潰瘍，每天至少取下假牙六到八小時。

初戴假牙，不要逞強去吃堅硬的東西，等適應後再

嘗試，如果實在不對勁，及時回門診請醫師幫忙修改，不要自己動手處理。也不要長期擱置不戴，否則會因缺牙過久，一直沒有戴假牙，不僅鄰接的牙齒會慢慢向這個空間移動或傾倒，對咬的牙齒，也會因失去對咬牙而過度長出，最後形成一副東倒西歪的齒列。

這樣一來，不但影響原本正常的咬合關係，也影響到口腔內的健康，和外在的容貌。將來如果想再重弄假牙，必須先以矯正的方法，將移動的牙齒推回正常位置，或是將移動傾斜的牙齒做根管治療後，才能進行假牙的製作，不但費時費力，也會給治療過程帶來許多困擾。

當習慣假牙後，每半年到一年之間，還是要到牙科門診做複診檢查，這樣有問題便能即時處理。在接受人工植牙及裝假牙後，口腔保健的重要性不可忽略，一旦發現口腔內牙齦發炎，要小心出現蛀牙、牙周病，或人工牙根外露等，應盡快找醫師檢查，拖延治療時間，只會傷害了自己的口腔健康。

情緒壓力

人體免疫功能變差的原因很多，遺傳、年老、體溫、壓力、營養、疾病、感染、放化療和免疫抑制劑等，都會使免疫力下降；其中，沈重的壓力，更是破壞這道重要自然防線的元兇之一。以口腔扁平苔癬患者來說，100％和精神壓力有關，其次是90％以上的復發性口腔潰瘍；其他如口乾舌燥，都和壓力脫不了關係。

適當的壓力對人體有喚醒作用，腎上腺會在短期承受高度壓力時，分泌大量皮質醇，刺激身體釋放能量對抗外來壓力。但現代人長期承受過重壓力，腎上腺因此工作過度而疲乏，皮質醇分泌不足，導致人們無法有效對抗壓力，並造成中樞神經系統、內分泌系統和免疫系統的相互反應，免疫力降低，進而表現出身心各方面症狀，比如：反覆發作的憂鬱症、失眠、頭痛、經常感冒、消化不良，甚至引發「癌前症狀」。

情緒與免疫的關係是許多學者近年來研究的課題，精神緊張等心理因素，可影響「自體免疫性疾病」的誘發、症狀演變、疾病的預後、甚至抵消療效的反應。眾多的事實，

使人們相信情緒障礙，特別是緊張刺激引起的負性情緒體驗，可以改變機體免疫功能，增加個體對疾病的易感性。

情緒與免疫的研究，還涉及到腫瘤與自體免疫疾病問題。目前不僅證實良性與惡性腫瘤的女性患者間的心理反應不同，而且一些前瞻性研究也顯示，那些有可疑的子宮頸抹片異常的婦女，經過追蹤觀察發現，有明顯的情緒異常者，大多數發展成子宮頸癌患者。

生活於緊張性環境中數月後，婦女的類風濕關節炎的發病率明顯增加。同樣的現象也可見於系統性紅斑狼瘡及多發性硬化症患者。我多年研究扁平苔癬的自體抗體、和腫瘤指標「鱗狀細胞癌」相關抗原，以及修格連氏症候群（乾燥症候群）的自體抗體等，也有類似的情形，不當的情緒壓力，會打破免疫平衡，造成免疫失調，使得自體抗體或腫瘤指標濃度升高。

情緒與免疫的一些證據，可以從研究中得到證實，比方離婚，是一個較嚴重的生活事件，情緒的變化也較為複雜，因而引起的免疫學變化也很複雜。參加考試的學生，在參加考試的當天與考試前後的壓力比較，也不一樣。病人臨手術前的等待，是一種最深刻的情緒體驗，手術前的

精神壓力，可影響到淋巴細胞對刺激物的反應，尤其是病人個體的敏感性、擔心對手術預後了解與評估的不足，影響關係都是最為密切的。

口腔潰瘍，也可算是因生活形態導致的「文明病」，很多患者的口腔潰瘍反覆發作，從臨床觀察，多是在過度疲勞後發病的。也就是說，口腔潰瘍最喜歡找上精神壓力大、生活作息不正常，愛抽菸、酗酒、嚼檳榔，體質虛弱和失眠的人。容易罹患復發性口腔潰瘍患者，除了對症治療外，也要注意生活規律，該休息的時候就要休息，忌食辛辣刺激性食物，持之以恆的運動，並且保持心情愉悅。

自體免疫

在正常情況下，免疫系統對自身成分，不產生免疫反應，或只產生極微弱的免疫反應。但是當自身的「免疫耐受性」遭到破壞或喪失，及免疫調控能力受到損害時，會引起過度而持久的「自體免疫」反應，不但會傷及組織器官，並會引起相應器官病變或臨床症狀的疾病，這就叫作「自體免疫疾病」。

導致口腔潰瘍的原因很多，現代醫學認為，口腔潰瘍首先與免疫有著很密切的關係。有的患者會表現出免疫缺陷或免疫反應過度；有的患者則呈現自身免疫互相攻擊反應，使人體正常的免疫系統，對自身的組織抗原，產生免疫反應，引起組織的破壞而導致發病。

　　這樣的口腔黏膜病變，雖然發生在口腔黏膜和軟組織，但不僅是局部疾病，更可能與全身許多狀況、或系統疾病，有著密切的關係，可以是局部因素所導致發病，或者是全身性疾病的早期或晚期的表徵之一。醫學界曾估計，有超過一百五十種全身狀態或者是疾病，會在口腔黏膜顯現出表徵，如果把少見的症候群也估算進去，口腔潰瘍會警示更多的疾病訊息。

　　因為口腔黏膜與皮膚相似，主要來自於胚胎的外胚層，因此，組織結構和功能與皮膚有相似之處，並有抗原的交叉性反應。有些黏膜與皮膚自體免疫疾病，早期會在口腔黏膜發生，如天疱瘡、類天疱瘡、扁平苔癬等。有些口腔黏膜的疾病，也可能在生殖器官的黏膜發生，如貝歇氏病、扁平苔癬等，包括子宮頸癌的腫瘤指標「鱗狀細胞癌」相關抗原（SCCA），也有相當程度在口腔癌、癌前

期的病變時就出現。

口腔黏膜疾病或口腔黏膜潰瘍的臨床鑑別診斷極為重要，醫師必須幫病人留意：是否有數種疾病混合？因為口腔黏膜疾病或口腔黏膜潰瘍，和「自體免疫」疾病息息相關。在口腔黏膜病症外，其餘的生殖器官黏膜、眼睛黏膜、皮膚等都是詢問和觀察的重點，萬不可有所疏忽，甚至如紅斑性狼瘡、血友病、愛滋病、疱疹性皮膚炎等，都可從口腔黏膜早期診斷出來。

─ 濾過性病毒感染 ─

正常狀況下，口腔微生物與宿主口腔，是處於生態平衡的，但由於身體內外因素影響，會導致口腔內微生物菌群失調。牙周病和齲齒，就是口腔生態失調最常見的疾病。如果是濾過性病毒造成的感染，通常需要十天左右才會恢復。

人在出生時，口腔是無菌的，但幾小時、一天之內，口腔就開始出現一些菌群；以一個成年人來說，口腔中至少由三十多類菌屬，五百多種菌種所組成。完整的口腔黏

膜、牙齦組織雖然可以抵抗侵襲，但在口腔黏膜有所損傷或治療時，傷及牙齦溝底上皮組織或其他部位黏膜，都會致使微生物深入組織，造成感染。

最常見濾過性病毒的感染，是單純性疱疹病毒，單邊疼痛的帶狀疱疹、水痘等；但也有些潰瘍，和肺結核、放射菌、急性壞死潰瘍牙齦炎以及性病有關，比方梅毒、淋病、愛滋病。特別是當人的免疫力低下，或接受化放療醫治中，都要靠醫師的明確診斷。

如果造成口腔潰瘍疼痛，是由水疱破裂所致，則潛伏的病因要適切的區別，以免誤診。口腔黏膜出現水疱的原因很多，可能是燙傷，也可能是口腔黏膜內的小唾液腺，受到咬傷而有唾液積聚成泡；也可能和濾過性病毒感染有關，最常見的是單純性疱疹病毒，口腔中常出現數個小水泡，通常持續十天到十四天即可痊癒。

臨床也看到不少水泡和自體免疫性皮膚疾病有關，如天疱瘡、類天疱瘡等，天疱瘡在類固醇未使用前，有相當程度的致命性。常見口腔有瀰漫性潰瘍，有時嘴唇、舌頭或眼睛有嚴重水腫，叫作血管神經性水腫，病患者不但疼痛不堪，還可能因舌頭腫大而吞嚥困難。

藥物過敏也是口腔瀰漫性潰瘍原因之一，醫師在診斷時，常詢問是哪類藥物引起？病人是否有特異性體質？治療原則是先行停止引起過敏的藥物，並針對過敏現象，給予抗組織胺藥物，並可給予局部或全身性類固醇。只要對症下藥，一兩天內就會有明顯的改善。

最常見的口腔濾過性病毒感染，是單純性疱疹病毒第一型（HSV-1），其餘疾病如帶狀疱疹、水痘，咽峽炎、手足口病等較少。也有潰瘍和性病有關，如梅毒、淋病、愛滋病等；也有潰瘍和肺結核、放射菌、急性壞死潰瘍性牙齦炎有關，特別是免疫力低下時，較為可能。

當病人因為化學治療或放射線治療時，在口腔黏膜和皮膚也常會有口腔潰瘍，甚或合併有黴菌感染，一定要確定診斷。如果病人有吃檳榔、抽菸、喝酒等習性，其黏膜下纖維化，或白斑症、紅斑症等之合併潰瘍，須特別注意，是否有上皮細胞分化不良？或甚至已成原位癌、口腔癌？

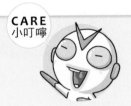

CARE
小叮嚀

口腔黏膜的保健，
說來不難

- 吃東西時，避免刺激、破壞口腔黏膜的食物，比如菸酒、檳榔、堅硬、粗糙、油炸、香料太多、太酸、太鹹、辛辣或滾燙的食物。

- 餐後五分鐘內刷牙，減少食物殘渣對口腔黏膜及牙齒的刺激，刷牙最好是在鏡子前面，仔細清除牙齒表面及牙縫間隙的食物殘渣。

- 戴假牙的朋友，在吃完飯後，切記要清洗乾淨。

- 最基本的口腔衛生：勤刷牙、漱口，喝水，適度休息，調整飲食習慣，戒菸、戒酒、戒檳榔，對於預防口腔黏膜炎都是有幫助的。

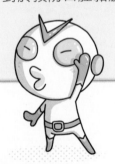

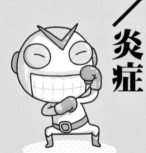

第二章：**重要的口腔潰瘍／炎症**

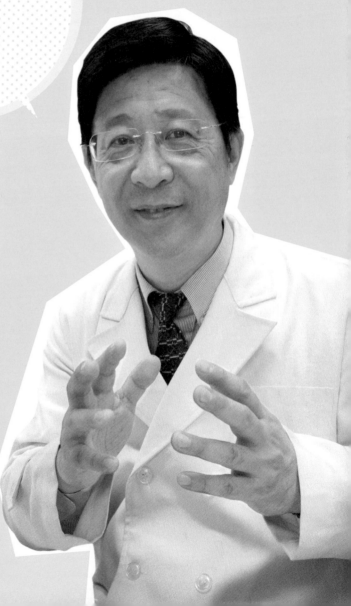

缺鐵、缺乏維生素B₁₂、葉酸等，會出現唇炎、嘴角炎，也會惡化已有的潰瘍，但是要特別小心留意久病不癒的口腔潰瘍，是不是癌前病變的徵兆？是否有可能轉變成某種癌症的前期？或是口腔癌？

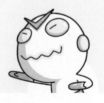

脫屑性牙齦炎

脫屑性牙齦炎，不是牙周病，是自體免疫引起的口內皮膚病，是一種症候群，可能潛伏多種皮膚免疫疾病。刷牙導致牙齦之上皮脫落，病變區牙齦明顯水腫、發亮、變紅、形成類似潰瘍創面，容易出血、疼痛，進食的刺激，常使疼痛加劇。

從臨床經驗看脫屑性牙齦炎，約90％是口腔扁平苔癬（糜爛型）、7％為天疱瘡，2％為類天疱瘡，1％為牛皮癬，或稱之為銀屑病。有少部份病變，是和更年期女性荷爾蒙變化、慢性刺激，或營養缺乏有關。在診治方面，必須在免疫上做區別與鑑定。

口腔扁平苔癬

為自體免疫疾病，有抗基底細胞（上皮細胞最底層叫基底細胞）抗體。臨床上可見牙齦糜爛，出現白色或灰白色條紋，條紋之間的黏膜發紅，這些條紋可呈網狀、線狀或樹枝狀。口腔扁平苔癬，是種皮膚黏膜、慢性、淺表

性、非感染而來的炎症性疾病。

雖然男女均有發病的可能，部份病人還伴有不同的全身性疾病，例如糖尿病、高血壓、C肝、惡性貧血、自體免疫甲狀腺炎等。口腔扁平苔癬多發生在四、五十歲以上的人群中，女性多於男性，工作壓力過重、較神經質的人具有較高的罹病率。非糜爛型不會疼痛，不易發現，有些人會存在數年之久。糜爛型之扁平苔癬，則會造成劇烈疼痛，尤其是嚴重之糜爛型。

稱之為「扁平苔癬」，是因為臨床外觀的緣故，並非真的是黴菌感染所致。目前醫學上，仍沒有根治口腔扁平苔癬的方式，但可以緩解，患者還是需每半年至一年接受口腔檢查。

天疱瘡

為自體免疫疾病，有抗天疱瘡（細胞間質）抗體。是一種比較嚴重之慢性大疱皮膚黏膜病，多於中年後發病，是重大免疫疾病。臨床表現為成批的發出大疱和不易癒合的糜爛面。

天疱瘡水泡極易破裂，而且向周圍擴展，以口腔黏膜天疱瘡來說，還可侵犯咽、喉、食道、外陰、肛門等處，發生腹瀉的患者，可能是腸黏膜受損的關係。臨床上根據皮膚損害特點，可分為尋常型、增殖型、葉型和紅斑型等，其中口腔黏膜損害，以尋常型天疱瘡最為多見，且最早出現。其疾病嚴重度和血清抗天疱瘡（細胞間質）抗體的效價有關。

類天疱瘡

為自體免疫疾病，有抗類天疱瘡（基底細胞膜）抗體。可分為良性黏膜類天疱瘡和大疱性類天疱瘡。良性黏膜類天疱瘡，又稱為疤痕性類天疱瘡，為類天疱瘡中較常見的一型。青壯年中，女性得病率比較高。這是一種皮膚慢性的水疱疾病，癒後會留下永久疤痕，部份病人會累及眼結膜，嚴重的甚至會失明。而大疱性類天疱瘡，僅33％會有口腔的表徵出現。

良性黏膜類天疱瘡，最常侵犯口腔黏膜，其餘發病會在有黏膜組織的眼、鼻、咽、喉、食道、生殖器官和肛

門。如果侵犯眼部叫「眼天疱瘡」，起初為單純性眼結膜炎，反覆發作，持續數年後形成疤痕組織，結膜萎縮、瞼結膜與球結膜沾黏，嚴重的話，會導致失明。

大疱型類天疱瘡，也是一種慢性自體免疫性的皮膚黏膜病，多見於老年人。臨床特點是皮膚上的張力性水疱，疱破後形成大面積的創面；病程雖長，但預後良好。

牛皮癬

為自體免疫疾病，有抗角質層抗體。起初如粟粒或綠豆般大小的大紅色丘疹或斑丘疹，上面覆蓋著銀白色鱗屑，刮除鱗屑後，露出光亮的薄膜，再刮破薄膜，即可見如露珠般的小出血點。口腔表徵較為少見，有出現膿疱型病損或瀰漫型紅斑，也有合併地圖舌者。尋常型的牛皮癬，是極少引起眼部病變或膀胱黏膜損害的。

口腔念珠菌病

由黴菌引起的「念珠菌病」，主要是患者的免疫力與

口腔內微生物的生態失衡有關，不是由感染而來。

　　白色念珠菌本來就存在於我們每一個人的口腔中，但在平時免疫力正常的情況下，以及以細菌為主，所構成的口腔微生物生態中，這些念珠菌無法大規模的繁殖，只能以最基本生命形式存在於口腔中。

　　但若是免疫力受到牽制，比方得了愛滋病、慢性疾病、接受癌症化學治療、免疫抑制劑治療等而下降時，這些受抑制的白色念珠菌，就會乘機大舉繁殖增生，而造成如牛奶凝塊狀的白斑。

　　口腔念珠菌病是由真菌「念珠菌」感染所引起的口腔黏膜疾病。近年來，由於抗生素和免疫抑制劑在臨床上的廣泛應用，發生菌群失調或免疫力降低，而使內臟、皮膚、黏膜被真菌感染者日益增多，口腔黏膜念珠菌病的發生率也相應增高。

　　念珠菌為單細胞真菌，25％至50％的健康人，在口腔、消化道、陰道可帶有念珠菌，但並不發病，當宿主防禦功能降低以後，這種非致病性念珠菌會轉化為致病性，所以稱念珠菌為條件致病菌。目前，已知念珠菌有八十一種，但僅七種有致病性。其中，白色念珠菌、熱帶念珠菌

致病力最強，也是念珠菌病最常見的病原菌。

　　白色念珠菌對口腔頰黏膜、陰道黏膜上皮細胞的黏附能力，比其他念珠菌強，白色念珠菌具有多種對宿主有毒性的酶。此外，白色念珠菌表面還有糖皮質激素「性激素黏著蛋白」。

　　這樣白色念珠菌和宿主細胞，可同步的接受激素的作用，所以孕激素水準較高的中晚妊娠期婦女，以及服用糖皮質激素（類固醇）的患者，其口腔和陰道白色念珠菌帶菌率均較高。

　　白色念珠菌的致病力，除了與病原體有關的因素，如念珠菌的毒素、念珠菌體型態、念珠菌黏附能力、念珠菌侵襲酶的致病性、念珠菌表面似補體接受器外，最重要的還與機體防禦功能和免疫力有關。

　　機體的自然屏障、正常菌群的拮抗作用，免疫吞噬細胞的吞噬、殺菌作用，和多種體液因子的非特異性免疫，T細胞、B細胞參與的特異性免疫，尤其是T細胞的特異性細胞免疫，在抗念珠菌感染中均發揮重要的作用。

　　和白色念珠菌發病機制有關的，是醫源性方面的因素及機體的抵抗力。隨著廣效抗生素的廣泛應用，念珠菌病

的發病率顯著增加。在人類口腔中存在的細菌和真菌，常保持共生狀態。

長期大量應用廣效抗生素，破壞了它們的平衡，某些可以產生抗念珠菌物質的G(－)菌被抑制，於是真菌加快繁殖。但應用皮質類固醇激素、免疫抑制劑，或化療、放療壓制免疫，均可導致念珠菌滋長。

球菌性口炎

引起口腔黏膜感染的細菌，主要為球菌，其中包括金黃色葡萄球菌、鏈球菌、肺炎雙球菌等，可以單獨感染，也可以混合感染。病原性球菌引起的口腔病變稱為「球菌性口炎」，表現為充血、水腫，並有明顯的纖維素性滲出，成為「假膜」。「假膜」光滑緻密，故稱「球菌性口炎」或「假膜性口炎」。

「球菌性口炎」的致病機制，一為致病菌的毒力，二為機體免禦力減弱。致病菌的毒力，來自金黃色葡萄球菌的致病物質，A鏈球菌、溶血鏈球菌的致病物質，和肺炎雙球菌的致病物質。

而這些現象，將造成機體防禦力減弱，比如口腔黏膜局部有損害，像潰瘍、糜爛等。或是喪失了局部抗禦細菌的屏障，如免疫失調、惡性腫瘤、化療或放療使免疫力下降等，均可引起口腔黏膜細菌感染，而且常為各種細菌的混合感染。

── 疱疹病毒 ──

　　眾多的微生物都可以侵襲口腔黏膜，導致口腔黏膜炎症。我們將著重於和口腔黏膜病密切相關的微生物。

　　先介紹和口腔黏膜病相關的「疱疹病毒」。疱疹病毒為感染口腔黏膜最常見的病毒，和口腔黏膜感染有關的疱疹病毒，重要的有單純性疱疹病毒、水痘帶狀疱疹病毒、EB病毒等三種，此外還有人類巨細胞病毒，人類疱疹病毒—6、7、8。

單純疱疹病毒（HSV）

　　是疱疹病毒中的典型代表，可引起皮膚或黏膜的水疱

性損害，是人類極其常見的一種病毒。HSV感染引起的口腔黏膜損害，主要有原發性單純疱疹感染（以疱疹性齦口炎最為常見）和復發性單純疱疹感染（以復發性唇疱疹最為常見）兩大類。

人類是單純疱疹病毒的天然宿主，病人及帶毒者為傳染源。口腔單純疱疹的傳染，主要是通過飛沫，或接觸了單純疱疹病毒感染的唾液，或患者的疱疹液所致，胎兒還可經產道感染。

單純疱疹感染口腔後的潛伏部位，主要是三叉神經感覺神經節，及牙齦溝上皮細胞。當全身（如情緒壓力、荷爾蒙變化）或局部受到外傷、刺激、過度日照等，將造成單純疱疹感染的復發。

關於單純疱疹病毒潛伏與復發的機制，主要與機體建立的抗單純疱疹病毒的細胞性，與體液性免疫有關。除此以外，單純疱疹病毒的潛伏，還與HSV DNA的甲基化（常伴隨基因表現的關閉；而去甲基化，則可使這些關閉的基因重新活化）和潛伏相關轉錄蛋白質，（若這些相關轉錄被破壞，則病毒可能活化，並造成病變的發生）有關。

水痘帶狀疱疹病毒（VZV）

是顱面部另一類常見的疱疹病毒感染。初次由呼吸道侵入易感機體內，病毒在局部增殖後，侵入血流並散播至全身，全身皮膚出現斑疹、丘疹、水疱和膿疱，這就是所謂的水痘。

水痘痊癒後，少數病毒潛伏在脊神經背根神經節，或腦感覺神經節神經細胞中，在某些情況下病毒可活化，沿著感覺神經軸索，下行到達神經支配的皮膚或黏膜細胞內增殖，發生串珠狀水疱疹，按神經分布形成帶狀，稱帶狀疱疹。

由於侵及感覺神經分支，因而表現為劇痛。患水痘後可獲得持久免疫力，但體內高效價抗體不能清除潛伏在神經細胞中的病毒，以後仍可發生帶狀疱疹。

EB病毒（EBV）

係由Epstein-Barr從Burkitt淋巴瘤兒童的淋巴母細胞培養物中發現的。在感染細胞內可有多個病毒基因存在。

大多數病毒DNA都是以環形分子形成，游離存在於細胞染色體外，只有少數病毒DNA與細胞DNA整合。

EBV感染引起的人類疾病，主要有傳染性單核細胞增多症和鼻咽癌，感染引起的口腔黏膜疾病，主要有口腔髮狀白斑。這種疾病，發生於人類免疫缺陷病毒（HIV）感染等免疫功能低下的患者，表現為口腔黏膜局部有白色髮狀斑塊，不能擦除。採用免疫組織化學染色，則可查出損害組織中，存有EBV抗原或EBV-DNA。

─ 人類乳突瘤病毒 ─

人類乳突瘤病毒（HPV）與人類的許多新生物形成，具有較密切關係，故對其研究成為近年來臨床病毒學研究的熱點。

HPV可引起多個部位的人類疾病，現已發現超過100個亞型。HPV侵襲後造成病變的靶組織，主要是複層鱗狀上皮。迄今為止，在人類口腔黏膜損害中。已檢出HPV1、2、4、6、7、11、13、16、18、32和57型。

根據這些損害的生物學行為，可以分為良性損害和

癌前及惡性損害兩大類。前者包括鱗狀細胞乳突瘤、局部性上皮增生、尖銳濕疣和尋常疣；後一類損害包括口腔黏膜白斑和口腔黏膜鱗狀細胞癌。這些損害多含有HPV DNA，除鱗狀細胞乳突瘤外，都顯示特徵性的病理學改變。

與口腔疾病相關的HPV類型病毒：

相關疾病	主要型
口腔鱗狀細胞癌	16、18
口腔黏膜白斑	6、11、16、18
鱗狀細胞乳頭狀瘤	6、11、13、16、32、57
口腔尋常疣	2、4、7、26（免疫抑制病人）
口腔尖銳濕疣	6、11、16、18
口腔黏膜局部性增生	13、22

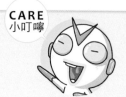

口腔潰瘍患者，
可以先做的DIY自我檢查

- 潰瘍時間多久了？

- 有水泡嗎？

- 潰爛是否反覆發生？

- 是藥物過敏嗎？

- 皮膚、生殖器官、眼睛、關節是否有異狀？

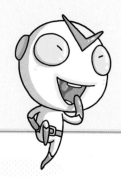

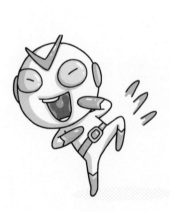

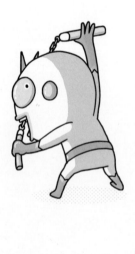

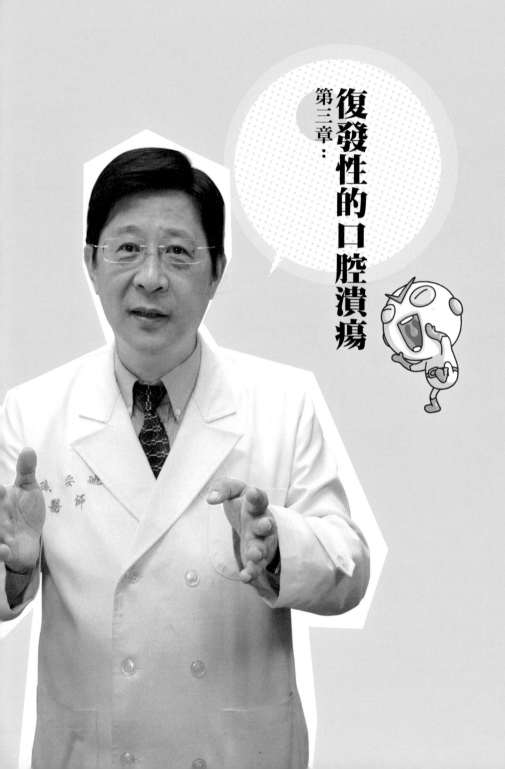

第三章：復發性的口腔潰瘍

在台大醫院「口腔黏膜特別門診」中，最常見的口腔黏膜疾病，是復發性口腔潰瘍，也叫復發性（鵝）口瘡性潰瘍。

我們也做過全台灣流行病的調查，有10.4%，幾乎可發生在口腔黏膜的任何部位，先會發紅二十四到四十八小時，然後潰瘍成黃底紅圈，好了又反覆發作。有些嚴重患者，合併有肛門、生殖器潰瘍，若是侵犯到皮膚、關節、眼睛或腦部，便成了「貝歇氏病」。

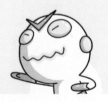

復發性（鵝）口瘡性潰瘍

　　復發性口腔潰瘍可算是一種體質性的病症，有家族遺傳因素，致病機轉可能與免疫反應有關，某些因素可能誘發嘴破，例如：局部受傷、有壓力、荷爾蒙失調、藥物或食物過敏。診斷首先當然要找出誘發因素，再根據病史、臨床所見下診斷，但病患千萬不可等閒視之，以免造成疾病混淆、錯失寶貴的治療期。

　　臨床發現，復發性口腔潰瘍，並非只侷限於口腔或喉嚨，可能隱藏了某種全身性慢性疾病。造成的原因，除了一般嘴巴裡受傷外，往往與壓抑性格、焦慮不安、情緒低落、逞強疲勞有關，也是免疫失調的前兆，病患們應特別注意。

　　一年四季都會發生的復發性口腔潰瘍，俗稱復發性（鵝）口瘡性潰瘍，有反覆發作性。可能出現於口腔黏膜任何部位，嘴唇、兩頰內、舌頭、是比較常見的，多發生於青壯年，而女性又多於男性。

　　為什麼女性朋友比較容易罹患復發性口腔潰瘍？原因出在月經週期女性荷爾蒙的變化，和血漿中動情激素、

黃體素的變化有關，或是月經周期的改變、紊亂有關，通常是月經來前的一星期，發生機率較高。造成口腔黏膜萎縮、角質化降低，利於新潰瘍的產生。這種女性荷爾蒙作用，不僅直接影響口腔黏膜，也可能透過免疫系統影響。

如果經常口腔潰瘍，又合併生殖器官、皮膚、眼睛、關節、腦有病灶時，不要老以為是單純的火氣大，等忙完這一陣子，再找時間休息休息就沒事了，如果不妥善就醫，恐怕有「貝歇氏病」的疑慮，這個病的嚴重性，可是會導致失明或有致命危險的。

復發性口腔潰瘍，真的只是火氣大引起的嗎？雖然復發性（鵝）口瘡性潰瘍的病人常說發作是起因於失眠、開夜車、趕三點半、生活壓力重、吃了火氣很大的食物、失戀等等，但很多反覆潰瘍的病人，和「火氣大」是沒什麼關聯的，甚至有些人就是火氣再大，也不會造成復發性（鵝）口瘡性潰瘍。

有醫師認為，復發性口腔潰瘍，是種自體免疫性疾病，但現在較認為是種感染症。我們在國際上，最先找到疱疹家族的人類巨細胞病毒和EB病毒，後又被口腔中變形鏈球菌的侵入所惡化。

其他學者在國際上，陸續找到單純性疱疹病毒、水痘帶狀疱疹病毒、人類疱疹病毒（HHV-6和HHV-8），病因極為複雜。但不論如何，是和體質變化有關，也就是說，牽涉到了控制免疫系統的基因組合（HLA）和病毒參與，我們最先在國際上找到，在中國人和HLA-DR9有關，而一般民眾則會錯認為是火氣大引起。

通常門診時，醫師會詢問病患的關鍵問題：

● 口腔潰瘍時間多久了？

● 是否曾經潰爛過？

● 是否反覆發生？

● 是否曾經有長過水泡？

● 持續了多久時間？

● 有沒有發現眼睛、皮膚、生殖器官，或是關節、腦部有異狀？

● 最近吃了什麼藥？引起藥物過敏？因為當藥物造成過敏時，口腔也會有水泡、潰瘍，有時還會合併唇、舌的膿腫。

復發性口腔潰瘍頻繁發作的原因：

- 消化系統疾病、胃潰瘍、十二指腸潰瘍。
- 慢性或遷延性肝炎、結腸炎等。
- 貧血、偏食、消化不良、腹瀉、發熱等。
- 睡眠不足、過度疲勞、精神緊張、工作壓力大。
- 女性朋友月經週期的改變等等。

復發性口腔潰瘍頻繁發作的原因，常與一些疾病或症狀有關，加重因素很多，隨著一種或多種因素的交替或重疊，病人就出現了免疫功能紊亂，也就形成了復發性口腔潰瘍的頻繁發作。

復發性口腔潰瘍形成的三種型態：

輕微型：潰瘍直徑小於一公分的約佔90％，沒有水泡產生。

嚴重型：潰瘍直徑大於一公分。

成群聚集型：以疱疹模樣聚集成群的，有時會見一叢小水

泡。會發生在口腔中的任何一個位置。病情若再加重，「貝歇氏病」外，還要觀察是否有「潰瘍性結腸炎」、「克隆氏病」等；特別是麥麩過敏，病患一碰到含麥麩的食物，潰瘍就會變得嚴重。

通常在兒童時期發作的復發性口腔潰瘍，隨著年齡增長，發作頻率及嚴重度會遞減，約80％的病人在三十歲前就開始有症狀了，較晚發作者，醫生必須考慮是否有特別的誘發因素？或是免疫方面的系統性疾病？

復發性口腔潰瘍，有著反覆潰瘍和疼痛的口腔表徵，多次在門診見到常發作的病人，痛不欲生到藥石亂投的地步。在臨床中，復發性口腔潰瘍的發病，有明顯的家族遺傳傾向，我們常常會看到，父母一方或雙方若患有復發性口腔潰瘍，那麼，他們的子女就比一般人更容易患病。我們在國際上，也最先確定中國人的免疫基因遺傳狀況。

目前並沒有證據顯示復發性口腔潰瘍和口腔癌有關係，反而要注意，是否會轉變成重大免疫疾病──貝歇氏病。

貝歇氏病

　　復發性口腔潰瘍的病人，有少部份轉化為貝歇氏病，由於貝歇氏病是重大疾病，為全身性血管炎，一直受醫療界的重視。貝歇氏病有黏膜皮膚型、關節型或眼睛型，但神經型較少。嚴重的，會有腹膜炎（黏膜皮膚型）、失明（眼睛型）、甚至致命（神經型）的發生。

　　復發性口腔潰瘍和貝歇氏病的診斷，醫師會以臨床作為研判；但有少部份復發性口腔潰瘍，疑似轉化為貝歇氏病，或症狀還未完全明確時，除了臨床觀察或相關科別轉診，有時尚需要做人類組織相容性抗原（HLA）的檢查，以便作為診斷病情的重要參考。

　　我們發現，不同的HLA組合，和貝歇氏病不同型態有關。如DR8／DQ6、DR12／DQ7、DR14／DQ5和黏膜皮膚型有關；DR4／DQ4、DR9／DQ9、DR14／DQ5和眼睛型有關；DR4／DQ8、DR9／DQ9和關節型有關。

　　復發性口腔潰瘍，萬一轉成了貝歇氏病，侵犯眼睛最怕造成失明；侵犯腦部，則引起腦膜炎，是會致命的。會造成全身性多器官疾病的貝歇氏病，往往表現出多樣症

狀，早期僅為反覆性口腔炎、生殖器潰瘍和眼虹彩炎（視網膜血管炎），但到後來會併發血栓靜脈炎、關節炎、心臟血管疾病，和神經系統的侵犯。

貝歇氏病的臨床治療，除了運用西藥的免疫調節劑來調整病毒所造成的異常，若已合併了皮膚、眼睛或關節病症，在增加西藥治療外，我會另行加入能釋放干擾素、並促進潰瘍癒合的中藥，如黃耆、枸杞、紅棗。結果療效更佳，令人鼓舞，這樣中西醫的結合免疫調治，不但增強了西藥的療效，也同時降低了副作用的發生。

如果病人又合併有其他過敏體質、病毒感染，或常感冒，這樣的中西互補治療，會讓病情獲得不錯改善。以貝歇氏病來說，嚴重的雖然加入其他西藥做全面性的免疫調節，但絕不能不顧全身性的其他免疫變化，只做局部器官病變症狀治療，甚至草率的濫用大量類固醇、合併抗癌藥、免疫抑制劑，其後果將會不堪設想。

― 防治 ―

到目前為止，復發性口腔潰瘍和貝歇氏病還難有

完全根治的處方，但是多年來我們運用「免疫調節劑」
——Levamisole來調節病毒造成的免疫異常，加上中藥為
輔，必要時再加上秋水仙素或類固醇，已能控制，甚至緩
解。

　　臨床上不論是潰瘍數目的減少、潰瘍時間的縮短、疼
痛程度的舒緩、發作頻率的降低，都有卓效。Levamisole
於1966年合成，1968年用於臨床。Levamisole是第一個化
學結構明確的免疫調節劑。因此引起醫界重視，臨床應用
主要是改善機體的免疫防禦機轉。

　　我經過三十二年長期在臨床、基礎的使用和研究，及
其他諸多文獻證明，Levamisole能使細胞介導的異常免疫
功能恢復正常，T細胞的增殖、淋巴因子的產生、抑制性
T細胞的功能及抗體形成能力都可恢復。它並不直接作用
於B細胞，但是可以通過影響T細胞而間接作用於B細胞。
對於降低的巨噬細胞和多形核白血球的吞噬、隨意移動、
趨化作用等，都有恢復作用。

　　Levamisole的抗腫瘤作用，與腫瘤的性質及腫瘤的負
荷密切相關，對於增殖較慢的腫瘤、腫瘤負荷較低者，
治療效果較好，所以最好與手術、化療或放療合併，

以減少負荷。Levamisole無法單獨用於治療腫瘤；而且Levamisole的劑量很重要，劑量過低無效，劑量過高則引起免疫抑制，只有適量才有助於恢復低下的免疫功能。

Levamisole能調節環核苷酸的平衡，使C'GMP/C'AMP的比值升高。Levamisole在體內產生的血清因子，有胸腺素樣作用。另外，Levamisole的代謝產物，對某些免疫功能具有比Levamisole更強的功能外，還有清除自由基的作用。

Levamisole的臨床運用很廣，對病毒或自體免疫疾病所導致的免疫異常，有免疫調節作用。對許多慢性反覆性感染的疾病，如復發性口腔潰瘍、貝歇氏病、反覆唇疱疹、生殖器疱疹及泌尿道感染的治療效果也令人振奮。用Levamisole治療後，上述疾病的發作頻率減低，嚴重程度減輕，病程縮短。

另外，在慢性炎症方面，經諸多臨床試驗證明，Levamisole對類風濕性關節炎有良好療效。治療後臨床和生化指標均有改善。T細胞對分裂原的反應提高，抑制B細胞功能，減少自體抗體，類風濕因子力價及免疫複合物濃度降低。一般Levamisole治療在六週到三個月內開始好

轉，治療六至十二個月才達最佳效果。在筆者過去多年治療「修格連氏症候群」患者中，有合併類風濕性關節炎者，也有類似的效果。也有文獻報導，對兒童腎病症候群及紅斑性狼瘡等有效。

至於治療腫瘤，在1980年召開的第二次腫瘤免疫療法國際會議，及1988年國際免疫藥理學會上，不少關於Levamisole的研究，可概括分為以下幾點：

（一）在使用Levamisole 前，必須減少腫瘤負荷，如手術、化療和放療。

（二）一般認為Levamisole 的用量為150毫克或每日2.5毫克／公斤，一週二次或相同劑量每二週三次。後者較好，不良反應較少，在化療間歇時給之。

（三）Levamisole曾試用於治療三十多種腫瘤，包括惡性黑色素瘤、肺癌、乳腺癌、結腸直腸癌等。免疫功能低下者用藥後免疫指標上升，不少報導指出生存時間及復發間歇期延長，轉移減少。

使用Levamisole三十二年，我詳細統計這五年資料，

發現3.6％有不良反應，偶見胃腸道反應如噁心、嘔吐、厭食等，還可見皮膚癢或皮疹（1.4％）、關節僵硬或疼痛（0.2％）。最嚴重為病人頭脹或頭痛可能侵犯神經系統（1.4％）和病人發冷發熱為顆粒性白血球降低（0.6％），而必須停藥者，但一經停藥就能恢復。除非，反覆過敏，導致症狀加劇，此時就必須使用類固醇壓制。

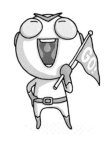

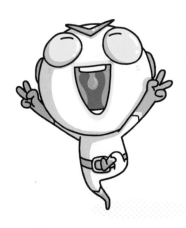

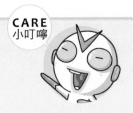

復發性口腔潰瘍的病人

- 可以自行補充維生素B、C或是多吃蔬菜水果等食物，改變日常生活作息，減少壓力和勞累，睡得好等，是可以減少發作的機會。

- 年紀大的病人，有時候須考慮是否是假牙佩戴不合或有殘根，造成特殊部位口腔潰瘍反覆發作。若是常有嚴重的復發性潰瘍，而且身上有其他病灶，則要做進一步的檢查，才能確定是否有貝歇氏病的轉化，給予正確治療。

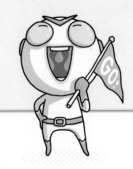

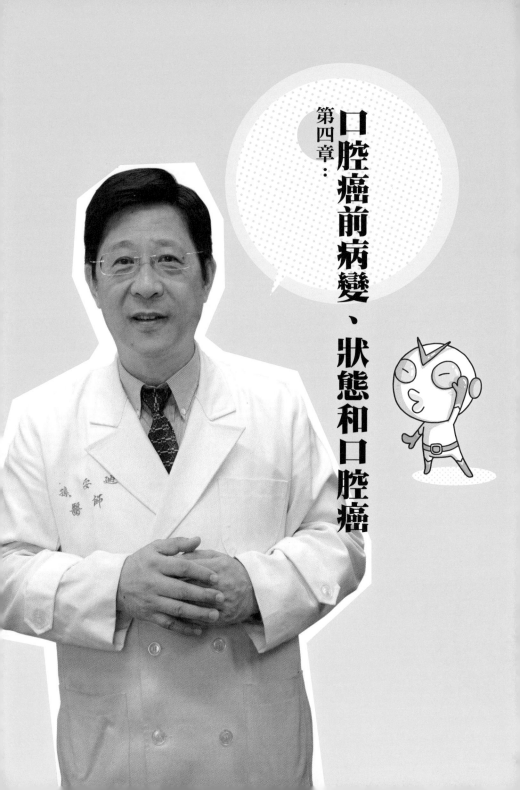

第四章：口腔癌前病變、狀態和口腔癌

口腔癌的發生率，過去依台大病理科統計，是人類癌症的6.3％。而在頭頸部惡性腫瘤中的發生率，第一位就是口腔癌，好發部位以舌頭邊緣及口腔頰黏膜最為常見。98年度，國人十大癌症死亡率，第六位就是口腔癌。近十年來，男性口腔癌成長率36.4％。口腔癌初期症狀很類似一般的口腔潰瘍，但通常不太疼痛，也有以白斑或菜花似的贅肉表現。

口腔癌泛指發生在口腔組織的惡性病變，包含了唇、頰、舌、舌底、牙齦、軟顎、咬合肌、牙齒、齒槽骨、顎骨等軟硬組織；它或許局部侵犯組織、長入內皮層間隙，而且會轉移至身體其他部位，在口腔內的惡性腫瘤生長快速，會一直進行糾纏到病人死亡為止。

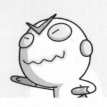

口腔黏膜的重要功能

口腔黏膜的功能主要有感覺功能、屏障保護功能，和其他溫度調節及分泌的功能。

以感覺功能來說，不僅對痛覺、觸覺和溫覺具有敏銳的感覺功能以外，而且還有司味覺的作用。這一功能是全身其他組織細胞所未有的。在一定程度上，感覺功能可以視為保護作用。因為，口腔黏膜上的感受器，啟動了吞嚥、嘔吐、噁心反射和唾液的分泌。另外，口腔黏膜上還具有渴覺感受器，該感受器在調控口渴機制中，發揮重要作用。

其次是屏障保護功能，包括物理化學屏障、黏膜表面和黏膜內的特異性、非特異性免疫屏障。唾液對口腔黏膜的機械沖洗作用，一方面排除了有毒物質，另一方面使微生物不致附著於黏膜表面，阻斷了微生物致病的關鍵第一步驟——黏附。

黏蛋白是唾液中黏液的主要成分，在整個口腔黏膜形成一層薄的、具黏彈性的膜，發揮潤滑抗乾燥保護，並阻止外源性的酸、降解酶，進入黏膜。唾液中的乳鐵蛋白，

具有鐵結合的高活性，剝奪了細菌依賴的鐵，因而有抗菌作用。來自唾液腺的溶菌酶，是一種具有溶解細菌細胞壁醣脂的酶，它可解聚鏈球菌鏈，使其生長潛力下降。

上皮屏障完整的黏膜上皮，是阻止異物、微生物進入深層組織的天然生理屏障。免疫細胞屏障為上皮內的淋巴細胞，包括輔助性T細胞、調節性T細胞、毒殺性T細胞、B細胞等，在受到抗原刺激後，能產生細胞因子，發揮免疫功能。免疫球蛋白屏障，為體液性免疫屏障。分泌型IgA是最重要的免疫球蛋白，具有很強的抗菌作用和消化水解酶的蛋白降解作用。

在溫度調節方面，口腔黏膜沒有皮膚所具有的汗腺、毛髮，因此，在溫度調節方面的作用較小。位於口腔黏膜下的小唾液腺具有分泌唾液的功能，因而發揮潤滑、消化、保護等作用。

── 癌症早期症狀 ──

人體都有自衛機轉，有「免疫監視」能力，要得癌症，也不是那麼容易，正常細胞要轉化成癌細胞，也要經

過起始、增長，和進行三個作用的步驟。腫瘤的發生，都有其脈絡可尋，也有早期警訊，可惜很多人都掉以輕心。

哪些早期癌症徵狀是要特別留意的呢？

● 在唇、頰黏膜、陰莖、外陰等處的黏膜變粗糙、白斑突起、潰瘍或出血。

● 單側頭痛、複視、流鼻血、鼻涕中有血絲。

● 持續聲啞、久治不癒的乾咳、痰中帶血。

● 身上任何部位出現經久不癒的潰傷、瘻管、老年性皮膚角化。

● 胸骨後的不適、進食會有灼痛感、異物感、吞嚥困難並持續加重。

● 手腳或頸部色素痣突然大增，顏色加深、發炎、脫毛、疼痛。

● 身上任何部位出現不正常結塊、逐漸增大，特別是在頸部、乳房和腹部。

● 潰瘍病經久不癒，特別是面積較大的胼胝型潰瘍，其次為萎縮性胃炎和肥厚性胃炎。

- 中年婦女出現不規則陰道流血、子宮頸糜爛、大量白帶、孕婦流產或葡萄胎子宮刮除手術後，陰道持續出血。
- 不明原因的疲乏、長期消化不良、食慾減退、消瘦和貧血狀況加重。
- 不明原因的無痛性血尿。
- 持續性頭痛不但加重，且伴有嘔吐。
- 大便帶血、變細、黏液增加、排便困難、便秘腹瀉交替出現。
- 頸部、腋窩、鎖骨上或全身淋巴結腫大。

　　癌症治療，西醫目前仍是以手術、放射線治療、化學療法為主，對於主要的病症，的確有良好效果。但化、放療法，在抑制癌細胞的同時，也多少損傷了正常的細胞組織，因而引起局部或全身的毒性副作用，傷及骨髓、胃腸上皮、中樞神經系統，對皮膚、口腔黏膜等產生如皮炎、脫屑、潰瘍等損害。

　　這些毒性與副作用反應，輕者，病患能自行恢復；重者，則影響治療效果，甚至因此而讓病人中斷治療。最

傷腦筋的麻煩是，不管是手術或化、放療法，都嚴重損傷免疫功能。假如癌細胞無法徹底消滅，縱使癌症能緩解一時，但免疫力一旦變差，仍可迅速復發，或廣泛轉移，造成嚴重後果。

── 癌前病變與狀態 ──

口腔黏膜的癌前病變：有白斑、紅斑。

癌前狀態有：口腔扁平苔癬、口腔黏膜下纖維化。

口腔黏膜的白斑症，並不等同癌症，白斑癌變，是有特徵的：如表面不平、有顆粒肉芽創面、硬結、黴菌浸潤、糜爛潰瘍、合併疼痛。紅斑則是病變界線清楚，也許在臉頰內、舌頭、軟顎或嘴唇，外觀無痂皮、鱗屑，常無明顯自覺症狀，因病情發展緩慢且症狀輕而容易被忽略掉。

世界衛生組織（WHO）1997年第二版《口腔黏膜癌及癌前病變分型》所下的定義「口腔黏膜」包括：

（一）頰黏膜：上唇及下唇黏膜、頰黏膜、磨牙後區黏膜、上及下頰牙槽溝（前庭溝）黏膜。

（二）上牙槽及齦黏膜。

（三）下牙槽及齦黏膜。

（四）硬腭黏膜。

（五）舌黏膜： 輪廓乳頭前（舌前2／3部）的舌背和舌側緣黏膜、舌腹（舌下面）黏膜。

（六）口底黏膜。 而唇部（唇紅緣）不屬口腔，為另一獨立的解剖部位。

所謂癌前病變（precancerous lesion），是指型態學上有改變的組織，較其明顯正常的對應部位，更易發生癌症。公認的口腔黏膜癌前病變，是為口腔黏膜白斑和紅斑。

至於癌前狀態（precancerous condition），是一種較廣泛（或延及全身）的狀態，與明顯增高的癌發生有關。目前被認為是癌前狀態者有：口腔黏膜下纖維化、口腔扁平苔癬、梅毒、缺鐵性、吞嚥困難、盤狀紅斑狼瘡、著色性乾皮症等。

特別要提到的是口腔扁平苔癬。口腔扁平苔癬，長期以來被認為是一種良性病變。近年來有關其癌變的報告漸多，且眾說紛云：有認為是癌前病變的學派，有的認為是

癌前狀態，不是癌前病變。有的則認為口腔扁平苔癬確實會增加癌發生的危險性，具有癌變潛能。

但不論如何，口腔扁平苔癬確實存在潛在的惡性，且有組織病理學的型態變化，如上皮可出現不同程度的異常增生，因而並不只是一種狀態，因此對口腔扁平苔癬應提高警覺，特別是對糜爛型嚴重者，更應注意追蹤觀察，並做免疫調節治療。

── 癌前病變 ──

白斑

1994年國際研討會建議定義為：口腔白斑是一主要為白色的、不能被診斷為其他任何病變的口腔黏膜病變；一些白斑可轉變為癌。也建議將白斑分為均質性和非均質性兩類。

口腔白斑，多屬於與癌症無關的良性病變，出現在口腔黏膜的白色斑塊，大多數病患沒什麼異常感覺。白色斑塊一般無法擦拭得掉或刮除，常發生的部位是口腔內頰部

黏膜、舌頭表面，然而口腔底部黏膜、牙齦、腭部等也有可能發生。

處理口腔白斑的方式，原則上是建議患者注意口腔衛生、戒除局部刺激物，包括少吃太燙、過辣的刺激性食物，戒菸、戒酒、戒檳榔，並移除不合適的假牙等等。如白斑較輕微，可使用維生素ABC和微量元素鋅；白斑較嚴重時，可以局部使用Bleomycin，去除白斑，或使用液態氮冷凍治療。當然，如有表皮細胞分化不良，可以手術切除。

白斑發生原因，一般認為外來刺激影響因素較大，比如：

● 抽菸、喝酒、感染、慢性創傷等，都容易誘發口腔白斑。
● 老菸槍、檳榔族、習慣性酗酒。
● 口腔衛生習慣不佳的人，常會有口腔白斑的出現。
● 若是長期缺乏維生素A，引起上皮細胞代謝的改變，發生過度角化，也是會引起白斑的。

在任何年齡都可能發生的白斑症，男性多於女性，但以超過四十歲，尤其是六十到七十歲最多。如果男性年長的患者，有白斑症合併潰瘍的狀況，切勿掉以輕心。當對白斑症有所懷疑，特別是有潰瘍時，一定要做切片檢查，必要時得多處切片，甚至繼續追蹤。

若是與嚼食檳榔有關的口腔白斑要特別注意，因為未來有可能變成口腔癌。近年來研究報告指出，口腔白斑是一種「癌前病變」，如發現白斑表面不平、出現顆粒肉芽創面、硬結、浸潤，或糜爛潰瘍、合併疼痛等，尤其當病灶突然快速變大，轉變成口腔癌的機會更高，應立即做進一步明確診斷。

白斑癌變的發生率，公認為5％左右。以結節性紅白斑癌變的可能性最大。有些部位的白斑癌變率高，如位於口底的、舌邊緣及舌腹的。此外，沒有原因的白斑（特發性白斑），其癌變的可能性很高。

白斑症的病患，醫師診斷時如有疑慮，會做切片檢查，藉以觀察上皮細胞是否有分化不良，是輕度、中度或嚴重？或已有原位癌？白斑症在口腔黏膜疾病中非常值得關注，因為有的白斑症，根本就是癌前期或癌症，有的檢

查時雖然尚無轉癌現象，但在日後的定期追蹤檢查，卻有一部份會轉成癌症。早期診斷早期治療外，戒除傷害口腔的不良習慣、刺激因素，才是預防的首要工作。

紅斑

紅斑是一種嚴重而少見的癌前病變，為口腔黏膜上鮮紅色天鵝絨樣的斑塊，臨床上及組織學上，皆不能診斷為其他任何疾病。

紅斑雖不如白斑多見，但組織學上，惡性所占比例卻高過白斑，紅斑80％至90％有較高的細胞分化不良、癌前期和癌變，本身可能是口腔鱗狀細胞癌的早期臨床表現。抽菸喝酒嚼檳榔是脫不了關係的，這也是癌變的主因。

在外觀上，紅斑症在口腔中，多半在靠近口角部位的頰黏膜，呈現一片微突起的鮮紅色斑塊，厚薄不一的點狀或斑塊狀病灶，大小不等，直徑由數釐米到一公分，表面看來平滑有光澤，但在紅斑上有顆粒增生，病變界線是清楚的。

紅斑會發生的部位：

● 在口腔黏膜任何部位，也許在舌頭、軟顎、嘴唇或臉頰裡。

● 紅斑也會發生在生殖器官的龜頭、包皮或陰唇部位，外觀沒有痂皮或鱗屑，常常沒有自覺的症狀，因病情發展緩慢，症狀不明顯而被忽略掉，以中年以上的病患較多。

　　口腔不良習慣的戒除，如抽菸、嚼食檳榔，及破損牙齒或假牙的調整，是去除病因必須要做的。有些輕微程度的表皮增生，在病因去除後，黏膜可恢復正常，但如果已過度角化或表皮結構不良的病灶，則須藉手術來處理。手術包括了切除、雷射照射、液氮冷凍等。

─ 癌前狀態 ─

扁平苔癬

　　病因過去一直不明的口腔扁平苔癬，我們首先在美國

皮膚科雜誌發表，找到抗基底細胞抗體，且長期存在，建議可能是「自體免疫」疾病。因此，自1990年以後，越來越多研究認為可能是「自體免疫」疾病。

由於口腔扁平苔癬可能是重要的自體免疫疾病，一個自體免疫疾病，常合併其他的自體免疫疾病，尤其在過去我們的研究，首先發現30％和自體免疫甲狀腺炎，26％與自體免疫胃炎或惡性貧血有關。口腔扁平苔癬和C型肝炎的關係就頗受注意，因此有許多的研究，也的確證實了口腔扁平苔癬和C型肝炎，彼此之間的關聯性。

「自體免疫」疾病，常會併發其他自體免疫疾病，以口腔扁平苔癬來說，有13.7％會侵犯皮膚，2.3％侵犯生殖器官黏膜，成為皮膚扁平苔癬。再加以曾在臨床上平均追蹤五年，發現口腔扁平苔癬的癌變率為1.7％，糜爛型的癌變率為2.7％，再看到糜爛型中嚴重者，癌變率為9.1％。另外，在糜爛型中嚴重者，有45.2％的人，腫瘤指標SCCA較高，而口腔癌第一期患者有50％的人SCCA升高，這些都值得我們對口腔扁平苔癬的重視。

由於口腔扁平苔癬是自體免疫疾病，且較為頑強，尤其是糜爛型中嚴重者，要有長期作戰的心理準備：

● 均衡的營養、規律的運動、充足的睡眠、適量的工作、愉快的心情與壓力的調適，都有助於免疫功能的調節，有助於口腔扁平苔癬病情的改善。

● 口腔扁平苔癬患者多具有神經質，容易焦慮和過度緊張，尤其是中年女性。

● 研究發現口腔扁平苔癬與身心壓力所導致的免疫失調有關，一旦產生後，往往會跟著患者一輩子。

治療扁平苔癬，主要是在減輕患部的不適感，並進而緩解。不過為了防止癌變危險性的提升，除免疫調節治療外，絕對避免檳榔、菸、酒、以及貧血、黴菌、病毒感染等危險因子。

口腔黏膜下纖維化

口腔黏膜下纖維化，就是一種癌變潛能較高的口腔

癌前狀態，如果細胞功能變得無法控制，就形成所謂的癌症。

檳榔本身即能致癌、促癌，檳榔會使局部組織受損，造成黏膜下纖維化，降低免疫力之外，還利於其他致癌物質發揮作用。檳榔中夾有的石灰質，不只刺激口腔黏膜，是形成口腔黏膜下纖維化的最大禍首。

嚼檳榔多久會得口腔黏膜下纖維化？臨床上見到平均8.6年，剛開始的症狀，口腔黏膜會失去彈性，當吃到刺激性、味道重的食物時，因為表皮細胞萎縮，病人會有灼燒般的疼痛，嚴重時影響張口幅度，使口腔不易清潔、進食困難、病情麻煩。哪怕只是單獨吃「菁仔」，不加荖花、荖藤、荖葉、石灰或其他佐料，就足以使口腔黏膜下纖維化了。

除了黏膜萎縮，也可能伴隨發生表皮細胞的分化不良，這也是口腔黏膜下纖維化被公認是癌前狀態的原因。如表皮細胞已發現分化不良，即直接進入癌前病變，甚至發展成口腔癌。當口腔黏膜下纖維化時，病人難張開口，變白的口腔黏膜摸起來像硬板一樣。臨床上給病人服用維生素A、B、C、E，微量元素鋅，並飲用黃耆、枸杞、紅

棗的中藥湯，對治療口腔黏膜下纖維化，有相當功效。

嗜食辣椒或Ｂ群維生素缺乏，也容易使口腔黏膜發生變化。由於大量膠原蛋白沈積在黏膜下層，使血管狹窄，而表皮變薄，黏膜保護力減少，致癌物容易通過表皮障壁而使組織產生惡性變化。

從開始嚼檳榔到罹患口腔黏膜下纖維化，病患88%同時有抽菸習慣，28%同時愛喝酒，等於迫使口腔黏膜一直處於極度危險的狀態下。

罹患口腔黏膜下纖維化的病人，口腔黏膜會變白、僵硬，並出現纖維帶，以致引起張口、說話、咀嚼、吞嚥諸般困難。從開始嚼檳榔至罹患口腔黏膜下纖維化，最短者一年，最長者30年，而平均約為8.6年。

有些檳榔族會質疑，為什麼有人吃檳榔會得黏膜下纖維化症，而有些人卻吃了一輩子也沒見他發病？這是因為黏膜下纖維化症也是一種過敏反應，和個人體質有關，就像有些人對塵蟎會過敏，可是有些人卻不會。但是以目前的醫療來說，現在也沒有辦法檢驗或是診斷出愛嚼檳榔的

人，他的體質會不會對檳榔過敏。有報告指出，部份口腔黏膜下纖維化和HLA的基因組合有關。

── 檳榔癌 ──

造成口腔癌的慢性刺激形式有許多種，嚼檳榔、抽菸及喝酒是三大兇手，其中又以嚼檳榔致癌的效應最為明顯。國內許多醫學中心的研究統計也發現，高達八、九成以上的口腔癌患者有嚼食檳榔的習慣，嚼食檳榔，成了台灣口腔癌形成的最大元兇！

口腔黏膜如果長期存在白斑、紅斑、黏膜下纖維化症、口腔扁平苔癬等癌前病變，或癌前狀態時，再加上持續嚼檳榔、抽菸、喝酒刺激，得到口腔癌的機會也明顯提高。國內近年來口腔癌患者的增加、年齡層的下降，被認為與嚼食檳榔有著密切的關係。依據衛生署統計，台灣口腔癌以「頰黏膜癌」和「舌癌」占大多數。

目前被公認的口腔癌危險因子有：

- 長期慢性有害刺激，例如抽菸、嚼食菸草、檳榔、酗酒。
- 人類乳突瘤病毒。
- 白斑、紅斑。
- 口腔黏膜下纖維化。
- 口腔扁平苔癬。
- 梅毒。
- 慢性維生素、微量元素缺乏之口腔炎等。
- 口腔黏膜長期遭受不當的物理性傷害。

　　臨床上台灣絕大多數的口腔白斑，與嚼食檳榔有密切關聯，口腔白斑是最常見的一種口腔癌前病變，醫學統計約有一半以上的口腔癌在發生前，口腔黏膜會先產生長期存在的白斑病變。

　　口腔白斑泛指發生在口腔黏膜的白色斑塊，表面平坦或稍突出，以單純擦拭方式並不能除去。其餘致病因素包括飲酒、抽菸與口內假牙的不良製作、個人銳利牙齒邊緣長期刺激所造成。

台灣地區目前嚼食檳榔的人口，已高達三百萬人。高雄醫學大學葛應欽教授等，於1995年所發表台灣地區口腔致癌危險因子的流行病學研究中發現：如果不抽菸、不嚼檳榔、不喝酒，得到口腔癌的危險率是1，那麼光抽菸、得到口腔癌的危險率是18倍；光嚼檳榔、得到口腔癌的危險率是28倍；抽菸又嚼檳榔、得到口腔癌的危險率是89倍；抽菸、又嚼檳榔再加上喝酒，得到口腔癌的危險率是123倍。

　　如果愛嚼食檳榔的朋友，把檳榔汁吞進去，比不吞進去的，致癌的危險性更大。檳榔嚼塊的致癌性，被認為和其所含成分有關，如檳榔子、荖藤（荖花）、紅灰、白灰與荖葉等。檳榔子中的生物鹼如檳榔鹼與檳榔素，可以引起細菌與哺乳類動物細胞之突變，並且具有潛在的動物致癌性，而這些生物鹼，在口腔中會硝化產生亞硝胺，可明顯誘導實驗動物產生腫瘤。

　　檳榔中的多酚類成分，在嚼食檳榔的鹼性環境下，會釋放出活性氧或含氧自由基，這些活性氧會與細胞或細胞蛋白、脂質以及DNA作用，造成細胞的傷害、突變、甚至細胞的死亡。荖花中，含有許多對口腔黏膜細胞毒性極

強的有機成分，包括黃樟素、丁香油等，這些毒性成分的共同作用，可能是造成嚼食檳榔者口腔表皮細胞層萎縮變薄的主因。

同時這樣的細胞毒性，所誘導的發炎反應與細胞修復性增生，均可能與「檳榔癌」的發生有關。荖葉成分有報告顯示，會造成染色體異常；檳榔的白灰會使唾液之酸鹼值變成鹼性，除了會造成黏膜組織的直接傷害外，在鹼性口腔環境下，也會促使檳榔嚼塊中的多酚類成分自動氧化，而釋出活性氧。紅灰萃取成分，則會促進口腔黏膜下纖維母細胞之分裂。紅灰，在動物實驗中，有相當程度的促癌作用。

嚼食檳榔的人，其口腔黏膜由於長時間和檳榔嚼塊接觸，受到檳榔嚼塊的機械性刺激和成分的化學性刺激，會引起口腔黏膜病變。這些病變包括：口腔癌前病變如白斑症、紅斑症、上皮變異、原位癌、疣狀增生和口腔黏膜下纖維化，以及口腔癌病變如疣狀癌和鱗狀細胞癌等。

特別值得注意的是，嚼食檳榔的人，88.5%都合併有吸菸的習慣，也有一部份還有喝酒的習慣。根據國際癌症研究中心的報告，咀嚼含有菸草的檳榔嚼塊，或嚼檳榔合

併吸菸習慣，可導致口腔、咽、喉和食道的癌症。

　　菸的化學成分或燃燒產物菸焦，是引發口腔白斑症的刺激物質。另外，菸燃燒產生的熱，及嚼菸草所釋出的化學物質，這些也都讓戒不了菸的人，更容易發生口腔黏膜白斑症的病變。

── 不明原因的久潰不癒 ──

　　口腔癌的症狀，初期大都以長久的口腔白斑、紅斑，或口腔黏膜有經久不癒的疼痛性潰瘍或硬塊，有時會有淋巴腺腫大、變硬，或者是拔牙治療後傷口難以癒合等較常見。

口腔黏膜變化的自我檢查：

- 嘴巴是否張大時無法超過三指幅？
- 兩頰側的黏膜會不會硬硬的有纖維化現象？
- 口腔黏膜是否出現皺紋及白色斑點的現象？

到了晚期的口腔癌則有牙關緊閉、咀嚼困難、吞嚥疼痛、臉頰穿透性潰瘍、出血、頸部淋巴結轉移。到末期甚至會轉移至肝、肺、骨頭等遠處器官。因此如果有超過兩星期以上的上述症狀，而且平常又有嚼檳榔、吸菸習慣的高危險群更應注意，有必要時醫師要進行病理切片檢查。

　　剛開始在臨床上，可能是從白斑、紅斑、紅白斑發病，斑表面會出現不規則菜花形狀的外突腫塊、疣狀型腫塊，或以潰瘍型病變等四種型態呈現。不過共同特徵是：病變長期無法自行癒合，而且範圍持續擴大。剛開始發生時，這些病變並不一定會伴隨有疼痛或出血的情形，使得患者不以為意而延誤就診。

　　但隨著病變的持續進展，一些明顯的症狀就會陸續出現，症狀隨著侵犯的部位而有不同，包括隨著病變擴展侵犯鄰近組織，比如深部肌肉、血管、神經、顎骨、鼻竇腔、鼻腔時，會產生麻木、疼痛感，舌運動困難，開口、吞嚥或講話障礙，流血，牙齒鬆動，鼻塞，痰或唾液中帶血，病理性骨折，臉頰皮膚穿孔等病徵的產生。

　　病情再進一步，口腔癌細胞可能會產生淋巴轉移，常會在頸側觸摸到無痛、不移動的腫大淋巴結，這時候若再

不尋求正規醫療，癌細胞最後會轉移至肺、肝、骨髓等全身部位，等同已經到了癌症的末期。臨床上醫師會按照腫瘤大小，淋巴腺侵犯與否，以及腫脹是否轉移，分為四個時期，而早期診斷早期治療，是不可疏忽的。

口腔癌中，最常發生，比例最嚴重的是「鱗狀細胞癌」或「上皮細胞癌」，占所有口腔癌惡性腫瘤的95％，從流行病學和分子生物學來看，嚼食檳榔，是令人觸目心驚的一大病因；這在台灣和東南亞地區，尤其是台灣特別明顯。頰黏膜癌患者81.8％都有大量長期嚼食檳榔的嗜好。

對癌症病人而言，口腔黏膜炎的問題本來就不單純，病人接受的化學治療或放射線治療，都會造成癌症病人的口腔黏膜炎。化學藥物治療會直接傷害病人的口腔黏膜，通常在接受化學治療5～10天後，會發生口腔黏膜炎；而且化學治療會使病人白血球下降，間接使得黏膜容易受到像是細菌、病毒或黴菌等微生物的侵犯與感染。

口腔黏膜炎的發生，與放射線治療的劑量及頻率有直接關係，當放射線治療對口腔黏膜的傷害，超過黏膜本身的修復能力時，就會對黏膜造成傷害。口腔黏膜炎常見的

合併症有感染、乾口症與營養不良。

　　最嚴重而且可能造成生命危險的併發症，就是感染，當接受化學治療或放射線治療後，病人口腔黏膜的保護作用會受到破壞，使一些微生物，包括正常的口內菌，都可能經由受損的部位進入人體，如果一個癌症病人，合併有白血球低下，其感染的情形就會更加嚴重，甚至導致敗血症而死亡，所以應預先積極處理可能發生的口腔黏膜炎。

─ 刷牙時的自我檢查 ─

　　為了早期診斷出口腔癌病變，建議大家不妨利用每天刷牙的機會，順便做口腔的自我檢查，除了用眼睛觀察外，也用手去觸摸，檢查的重點，包括了看看口腔黏膜顏色是否不如往常？變白、變紅、變深褐色或發黑了？而且是抹除不掉的。

　　嘴巴裡或頸部，有沒有不明原因的腫塊？如果有超過二週以上，而沒癒合的口腔黏膜潰瘍，請趕快就醫，做活體組織切片檢查。

自我檢查是一種防癌的好方法，可以照著鏡子，做口腔檢查

● 仔細看看臉的兩邊左右對不對稱？

● 把上下嘴唇分別往外翻，注意這部份每一個地方的顏色，或某些部位有沒有異常潰瘍？突起？或紅、白斑出現？特別是長期抽雪茄、抽菸、吃檳榔的朋友們。

● 一般的牙周病，較少造成潰瘍及表面壞死，但若是牙齦癌，常會疼痛，且刷牙時易造成流血，並且常以潰瘍形式附著於牙齦上，這部份也是要觀察的。

● 臉頰兩側的裡面，是口腔癌好發部位，表面常呈乳頭狀或潰瘍狀，近咬合面處常易被牙齒咬到。先期常以白斑病變存在，當癌病變時，有時會痛，但並不顯著，有時會有燒灼感。

● 口腔內黏膜顏色有變化、燒灼感，或頸部發現任何腫塊，超過兩星期，還伴有張嘴困難現象。

● 正常舌頭的活動應該很靈活，否則要注意舌根或邊緣，是否長了腫塊？可以將舌頭捲起，查看舌腹面、舌緣、口腔底部組織，如有不明突起，趕快就醫。

● 對抽菸的人而言，腭部是易發口腔癌的地方，開始多以

白斑顯示，隨後再發生癌病變機率頗高。

● 用手觸摸兩側頸部，看有沒有硬塊，包括頸部各區域大於2公分的淋巴結群，因為頭頸部有豐富之淋巴網絡，癌細胞常易沿此路線造成局部的轉移。

● 不合適假牙所造成的不舒服，趕快請牙醫調整。

─ 口腔癌的治療 ─

口腔癌的存活率：

● 在第一、二期時，接受正規適當的治療，三年的存活率可達72％，五年的存活率可有60％。

● 若是第三、四期的晚期，則存活率將分別降為61％及30％。

　　治療方法包括手術、放射治療、化學治療，通常醫師會和病人共同討論，綜合病情與檢查結果後再決定採取治療方式。早期口腔癌，可以採用手術切除，或非手術的合併放療及化療。

晚期的病人合併有淋巴結轉移或淋巴結囊外擴散的話，可考慮加上手術後的放療及化療，對整體治癒率及存活率有較佳結果。晚期病患如果腫瘤無法切除、或已有遠處轉移、或健康情形不佳不宜手術，則建議只給予放療及化療或支持性症狀治療。

癌症預防

增強免疫力，是預防癌症的重要方法，維生素Ａ、Ｂ、Ｃ、Ｅ、礦物質硒、鋅、纖維素、茄紅素、胡蘿蔔素……都是極重要的抗癌營養素，各種的菇類、大豆類、黃綠色蔬果、蔥蒜類要均衡攝取，多喝發酵較少的青茶、綠茶。另外透過運動，增加細胞有氧狀態，或者練練香功、外丹功、甩手功、養生功等等活絡經脈的氣功都是很不錯的。

針對致癌原因和防癌的綜合措施，醫界歸納七項建議：

● 避免憂鬱。

- 充足睡眠。
- 營養均衡。
- 適當運動。
- 不要過勞。
- 遠離菸酒檳榔。
- 簡易自我健康檢查，可及早發現不對的症狀。

　　人類疾病的本源，包括了遺傳基因，自律神經、免疫、內分泌失調，自由基產生過多，代謝器官肝、腎、肺的衰弱，酵素及荷爾蒙激素失去活性、能量不足或電位失調，血液循環不良等原因。不論是時下很夯的抗老或防癌，重心主要都在於免疫能力與自由基問題。

　　台灣社會長期處於集體焦慮、壓力日積月累的負面情緒中，往往會傷害免疫系統，造成抵抗力退化而不自知。數不清的病患和朋友，會問我養生保健抗衰老以及防癌之道。其實，就在把最核心關鍵的免疫力調節照顧好，免疫力的調節，不單指身體，還必須兼顧到心靈層面，如此才能讓生命活水源源而來。

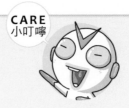

口腔癌前病變

● 臨床上將白斑症、紅斑症、扁平苔癬、口腔黏膜下纖維化、疣狀上皮增生，稱為「口腔癌前病變」或「口腔癌前狀態」。

● 口腔黏膜癌前病變或狀態，是醫生研究攻克不同癌症的重要觀察，從中可以掌握惡變的診斷、預測與監視，對癌症的預防與治療來說，具有指標意義。

● 人體的黏膜上皮部，都有可能出現癌前病變，如鼻咽部位、食道、胃腸、子宮頸及口腔的上皮性癌症。

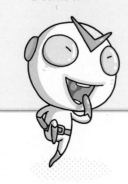

第五章：舌頭，免疫力的鏡中鏡

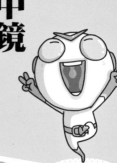

舌診，不但是中醫學的診斷核心之一，在西醫學中，更是口腔內科學的精髓，台大醫院從1988年創立「口腔黏膜特別門診」以來，專治口腔黏膜疑難雜症，就有許多病人需要察舌問診！

　　口腔黏膜，尤其是舌頭的表皮細胞，新陳代謝非常旺盛，更新速率也極快。口腔黏膜大約每四到十四天可以更新一次，而舌頭更為快速，所以細胞代謝障礙，很容易在舌頭上反映出來。如果說，口腔黏膜是全身的鏡子，則舌頭更是「鏡中鏡」。從舌頭可探視微循環，也可以一窺免疫、內分泌和自律神經平衡狀況等等。

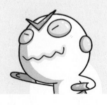

— 舌質 —

正常人的舌頭，有淡紅舌質和薄白舌苔。淡紅舌質是由於舌頭是多肌肉組成的器官，血流豐富，使舌肌呈現紅色；舌黏膜因有一層白色半透明帶有角質化的黏膜面，因而構成淡紅色的舌質。而薄白舌苔，是由舌背黏膜表皮細胞脫落與角化形成的，當和食物殘渣、唾液混合在一起，就是我們所看到的一層薄薄的白色舌苔了。

當人機體衰弱時，舌質便由淡紅轉為紅絳色或淡白色，便意味著生病了。

紅絳舌的形成，包括了維生素缺乏、脫水，也就是中醫所說的「高熱傷陰」津液受損，或外科手術造成的「內陰不足」。此外，貧血也會發生紅絳舌的情形。

淡白舌的形成，主要與紅血球減少及血漿蛋白偏低、組織水腫有關係，另外像內分泌機能不足、基礎代謝降低，都是可能的因素之一。無論在正常人中，或在胃癌、乳腺癌、原發性血小板減少性紫斑患者中，淡白舌的人，產生抗體和巨噬細胞吞噬功能都是最低的，反映淡白舌等，伴同免疫功能降低。腫瘤病患的淡白舌，除了顯示機

體免疫功能下降，也與貧血有關，舌頭變淡的原因是血液充盈減少，或血漿蛋白低下等所導致的。

紅絳舌組與健康人相比，則鋅降，銅升，銅／鋅比值也有意義的升高。然而，淡白舌組與健康人相比，所測鋅、銅均無顯著差異。在舌上皮細胞的分裂、分化中，除需氨基酸、維生素、能量外，還需鋅、銅等多種微量元素的參與。

── 舌苔 ──

舌苔，是舌診研究領域重要的一環，舌頭雖位在口腔，卻與食道、腸胃關係密切，消化道的污濁之氣上溢時，舌頭是首先受到薰蒸的門戶器官。

影響舌苔變化的因素，簡單扼要的說，包括口腔衛生，各唾液腺分泌的質與量，口腔與舌頭的局部衛生問題或疾病狀態，人體的腑臟功能是否異常，失眠、情緒緊張，抗生素的長期過量使用，食道、胃、腸的急慢性炎症，免疫功能或某些荷爾蒙、酶的代謝失常，以及用口呼吸，都是影響舌苔變化的因素。

正常舌苔唾液的PH值，是中性的7.0左右，病變的黃厚苔、白厚苔、光剝苔等患者，PH值不但低於正常，還偏酸性，唾液中的溶菌酶也比正常苔低，進一步證實了舌苔的形成與細菌感染有關。所以常伸舌頭觀察一下，若發現舌苔有不正常變化，就是健康在發出警訊了。

在臨床上可發現的舌苔變化：

● 當舌頭活動少，唾液分泌就跟著減少，所以乾燥症候群、夜間張口呼吸等，都較容易形成厚舌苔。

● 情緒上的過度亢奮、不愉快、緊張焦慮、疼痛等精神神經因素，也會引起厚舌苔。

● 黑苔則大都是黴菌增生繁殖造成的。

　　當正常薄白舌苔轉為厚膩的白、黃、灰、黑舌苔時，免疫力是低下的，曾經對急性黃疸病毒型肝炎的舌進行觀察發現：病患多見胖大舌和厚膩白舌象，GOT和GPT多超過500個單位，厚膩白的舌苔難改善的病患，GOT和GPT的降低也很緩慢。

醫生從舌苔顏色變化研判病人免疫力的強弱：

◯ 舌苔由白至黃到灰轉為黑色，表示病情日趨嚴重。

◯ 假使舌苔由厚變薄、由多轉少，則表示病在逐漸消退好
轉中。

◯ 舌質若由正常淡紅色轉為絳色、甚至紫色，也同樣表示
病情不樂觀。

舌苔的白、黃、灰、黑，在西醫的認知和臨床上的意義：

◯ 白苔：通常是疾病初起的輕症、或一般感染、或慢性病
不太嚴重的。

◯ 黃苔：疾病變嚴重了，特別是消化不良方面。

◯ 灰苔：消化系統疾病拖久了，或脫水及酸中毒。

◯ 黑苔：病情十分嚴重，多見於疾病末期。

— 舌象 —

我們的舌頭是一個血流特別豐富的器官，舌頭的黏膜

及黏膜下層的神經血管組織可反映血流狀態。

善觀舌象的醫師，總能快速望診到病人的身體警訊：

● 睡眠不足，舌尖會呈赤紅色。

● 大便不順暢，舌苔異常黃厚。

● 睡眠時張口呼吸，早上起床發現苔厚、舌根發黃。

● 飲食不節制，多吃油膩或飲酒過多，既傷肝又傷脾，舌頭可是會生黃白苔垢。

● 終日酗酒的人：舌邊紅赤乾燥、舌下靜脈迂曲、顏色改變，或者出現斑點、條紋線。

● 大量抽菸的人：不但舌苔厚、舌上還會生燥刺。

● 房事過度操勞，損及腎陰：舌頭顏色則暗淡無華。

　　舌下靜脈的變化，包括管壁、管徑、色澤、型態等等，也會牽連到多種疾病，比方高血壓、冠心病、肺心病、門靜脈高壓症、慢性支氣管炎、肺氣腫、肺結核、腎病晚期等等。

舌象與免疫：

　　有從舌象與機體免疫功能的研究，看出舌象與機體免疫功能有一定的關係。以急性黃疸型病毒性肝炎的舌象進行觀察，舌體胖大有齒痕者的免疫功能最差。在研究正常的薄白苔，與病理苔，分為：白、黃、灰、黑、舌光無苔組、有苔組（厚膩與不厚膩兩種情形）來說，透過比較發現，病理舌苔者酸鹼值、溶菌酶均較正常舌苔為低；但唾液澱粉酶、免疫球蛋白，都比正常苔組為高。

　　肝硬化時形成的肝舌，是由門、腔靜脈側枝循環，即食道靜脈、上腔靜脈血流，影響舌的血管網，而形成的鬱血。先天性心臟病及心力衰竭患者，他們的舌常呈紫紺色；缺乏維生素 C 的時候，則會出現舌尖紅、舌邊緣有出血點或瘀斑。

　　舌的瘀證表現為：舌色紫、紫紅、青紫，舌面、舌下的瘀斑、瘀點、條紋線、隆起物、贅生物、舌下靜脈色紫、迂曲擴張等。這些在瘀證診斷過程中，都是極其重要的診斷指標。

舌象與血瘀證

瘀證舌象的研究，是極其重要的，因為舌頭是人體唯一外露的內臟，血瘀證在舌頭的反映又特別敏感，並且最容易被客觀觀察和檢測到。如觀察方法得當，用舌象診斷人體血瘀證，不失為一項比較靈敏而可靠的指標。

從西醫角度來看，血瘀主要病理，實質為血循環的障礙，尤其以微循環障礙為主要病理，也包含了鬱血、缺血、出血、血栓和水腫等病理改變。主要機轉在於因循環障礙導致神經、免疫、營養功能異常及代謝障礙，引起一系列繼發性病理發展，如局部組織的變性、滲出、萎縮及增生等。

有學者觀察青紫舌一百個案例，病種以肝膽系疾病最多，高達五十四例；心臟病患者十七例，其他病例二十九例。在分析青紫舌出現有關因子時，認為與缺氧、發熱、紅血球濃度增高、飲酒、色素沈著、血中寒冷凝集素增多，特別是瘀血關係密切。因為充血性心力衰竭或其他因子影響了上腔靜脈回流，使靜脈壓力增高，靜脈血流凝滯，血流不暢，導致靜脈血中還原血色素成分增高，顏色

較深，反映於舌，即呈青紫色澤。

　　臨床上發現許多疾病，都會發生舌下靜脈型態及色澤等變化，比如疾病能造成舌下靜脈壓力增高、能引起靜脈局部血液流量發生變化，或使得人體內在環境發生異常，如氧的交換、血液中酸鹼度、各種酶代謝等，都可使得舌下靜脈改變。又如高血壓、冠心病、肺心病、門靜脈高壓症、慢性支氣管炎、肺氣腫、肺結核及腎臟病晚期等等。

── 舌炎 ──

　　在口腔黏膜特別門診的病人中，常見舌萎縮、灼痛、發麻或味覺異常的舌炎患者。舌萎縮、灼痛、發麻是舌頭局部或全部有發燒的灼痛感，伴有發麻、口乾舌燥，多發於停經期婦女，這是因為自律神經功能雜亂或血液循環不良所致，也有合併貧血者。

　　舌味覺異常，原因更形複雜，要深入查明，才能正確治療。如是否缺乏唾液？缺乏維生素A、B_2、B_{12}、B_6、葉酸？缺乏礦物質鋅、鐵？是否有舌炎、舌黴菌病？是否荷爾蒙原因（糖尿病、甲狀腺、性腺）？是否神經損傷（顏

面神經、舌咽神經、迷走神經）？是否重金屬中毒（銅、汞、鉛）？是否舌血流量差？是否受全身血壓的影響？

從病理舌苔中發現，唾液溶菌酶含量較低，使得口腔免疫防禦機制失去了完整性，從而使得口腔某些菌落較易生成，造成口腔內菌群的失調。舌苔中大量不同的細菌，變成為抗原侵犯和進入舌黏膜下組織，使舌體局部感染，因而造成了發炎的反應。

「口腔黏膜病」特別門診中，有極多病人為「舌炎」患者。「舌炎」以全身因素較為多見，如營養不良、維生素缺乏、貧血、內分泌失調、月經雜亂、血液疾病，以及黴菌感染、濫用抗生素等。局部因素如銳利牙尖邊緣、不良修復體、不良習慣及其他外界刺激因素。

門診中也有極多病人罹患口乾症，甚至部分病人，不單口乾舌燥，也合併眼睛乾燥、生殖器官乾燥、類風濕性關節炎，或其他結締組織的疾病，如：修格連氏（乾燥）症候群。這樣的重大疾病，常會引發其他「自體免疫」疾病發生，比方類風濕性關節炎、全身性紅斑狼瘡等，醫生需要幫病人做進一步的「自體抗體」的檢查。

舌炎因發病部位不同，引起因素有所差異，臨床表

現上也有所區別，以「光滑舌」來說，是種慢性舌乳頭萎縮性炎症，可被看作全身疾病的口腔表徵。可出現於貧血症的：缺鐵性貧血、缺葉酸貧血、惡性貧血等，或維生素 B 群缺乏、營養吸收障礙、更年期、妊娠期，以及黴菌感染，大量使用抗生素等。絲狀乳頭萎縮，上皮變薄，舌背呈火紅色，有淺溝裂隙。晚期，蕈狀乳頭也可萎縮而成光滑舌。可伴有口乾、灼痛、麻木，遇刺激食物可激惹疼痛。

蕈狀乳頭分布於舌及舌尖部，因有痛覺感受器，所以對痛覺較敏感。發炎時表現紅腫光亮，上皮薄而呈深紅充血狀，與貧血、維生素B群缺乏有關。位於舌兩側邊緣後面的葉狀乳頭，在舌根部較明顯，因為接近咽部，有很多淋巴樣組織，因此咽部炎症可能會波及到此處，就連局部刺激，也可激惹和加重發炎症狀。發炎時，葉狀乳頭明顯充血腫大，伴有輕度疼痛，患者會懷疑會不會是舌癌而到醫院求治，如炎症長期不退，局部久潰不癒，則應做切片檢查，進一步明確診斷。

因為有味覺功能，輪狀乳頭較少發炎腫大，多無明顯不適，在受損發炎時，會伴隨有味覺障礙問題，部分患者

常因偶然發現，驚恐下而誤認為長腫瘤了。通常在明確診斷後，多能消除疑慮。至於中央長斜方形的舌炎，在舌背呈長斜方形，平滑淡紅色區塊，形成的原因是因為絲狀乳頭的消失，這主要是由於口腔白色念珠菌的感染。

地圖舌，算是良性移位性舌炎，病變的外形每天都有不同變化或消失，這種的不固定，是因為絲狀乳頭在一地區重新生長、而在另一地區消失的緣故。間質性舌炎，臨床上第三期梅毒，一般伴有瀰漫性間質性舌炎，因為舌頭是一種活動性器官，在梅毒第二期間，有高濃度的螺旋體，如果舌頭發生閉塞性動脈內膜炎時，就會伴發局部缺血而引起舌頭萎縮。

── 舌診與胃象 ──

若是用纖維胃鏡觀察胃黏膜變化，會發現和舌苔、舌質變化有一定的關係。

如果舌象是在正常值內，上消化道黏膜多為正常，或病理改變較輕。

舌苔變化對胃部疾病的診斷：

- 萎縮性胃炎的患者：舌苔白或薄黃外，舌頭萎縮，並缺乏津液。
- 淺表性胃炎患者：舌質正常，但多為黃苔。
- 肥厚型胃炎患者：舌質紅、舌苔厚且黃膩。
- 胃潰瘍患者：舌質紅、舌苔厚且黃膩。
- 十二指腸球部潰瘍患者：舌質淡紅、舌苔薄白。
- 胃癌患者：多裂紋舌，膩苔或剝苔。
- 慢性胃炎患者：84.3％舌苔大都為黃苔；胃內炎症越重，舌上黃苔越厚盛，當病情經治療好轉了，舌苔可由黃轉白，由厚膩慢慢消退變薄。
- 胃癌患者：有33.3％出現花剝苔，而良性胃潰瘍則無一例有花剝舌苔。

── 舌診與癌症 ──

臨床上，舌象是醫師可以作為輔助診斷惡性腫瘤的客觀指標之一。

暗紅及青紫舌或舌下靜脈異常，在惡性腫瘤中非常突出，雖然不具診斷惡性腫瘤的特異性，但有相當重要的參考性。特別是在輔助診斷肝癌、胃癌時，在青紫舌兩側邊緣上，呈現青色、有條紋狀或不規則的斑狀黑點、境界分明、易於辨認，這就是「肝瘻線」。

　　食道、賁門癌患者，得病早期舌質粉紅、苔薄而滑潤，接著開始慢慢變成淺黃色，有類似桃子的樣斑，桃形舌便成為這種疾病的特徵。到了中期，變絳色、舌面粗糙，近舌根兩邊側，生出紫紅色小疙瘩。病到末期，舌質灰暗無光澤，舌苔剝落，舌前三分之一出現龜裂紋，舌後有暗紫斑。

　　青紫舌，是惡性腫瘤的指標之一，特別是在消化系統食道癌、賁門癌、胃癌，甚至包含肝癌、肺癌、鼻咽癌。

　　以胃癌患者的青紫舌來看，血清溶菌酶含量最低。腫瘤患者的青紫舌，常表明機體微循環障礙，致使營養性灌注降低，血液壅滯，血流速度減慢，血球周轉率降低，因此不能有效的釋放溶菌酶，來抵抗腫瘤病理性增生。腫瘤

患者在病程中，出現青紫舌或青紫舌不退，常提示腫瘤轉移及預後不良。

從癌症發展過程中會發現──

- 胰腺癌、胃癌、乳腺癌、食道平滑肌瘤、肛管瘤等，舌象會出現深紅或絳紅色。
- 肝癌、賁門癌、甲狀腺癌、鼻咽癌等，舌體兩邊有紫或藍晦色條狀紋路，舌頭的中間或舌尖，則有塊狀瘀斑。
- 晚期的胃癌、食道癌、直腸癌、何杰金氏病、白血病等，舌頭淡白無華、舌體胖大見齒痕印，是因為長期癌毒素的侵襲，使舌組織水腫、彈力降低。
- 胰頭癌、膽囊癌、肝癌發展到一定階段，如果是全身發黃，舌頭會出現淺黃或深黃色。
- 鼻咽癌、食道癌的轉移，不但舌頭顏色轉為絳紅色，舌苔也會剝落，主要是毒性腫瘤的侵擾，剝苔不論舌象如何，等同說明了病情發展到末期階段了。
- 鱗狀細胞癌、鼻咽癌在轉移時，或各種癌症腫瘤經過化學治療後，舌質會有龜裂或裂紋產生，是因為內臟有所受損的緣故。

當癌症病患在進行放射治療或鈷六十深部放射療程時，隨著癌的性質和個體不同，舌象變化也大不相同，若是舌質堅斂蒼老、舌苔厚又黃燥或灰黑，舌面少唾液，以中醫說法，是因為放射治療後，營陰耗傷，濕熱蘊積所致；若是舌苔突然剝離了，則是陰液虧損。若是舌質淡嫩、舌苔黏膩，是氣血兩傷、濁陰滯留。

如果，病患的癌症是屬於氣血瘀滯者，那麼他的舌頭顏色多穢暗、舌邊多成條狀或塊狀晦點，這情形可在乳腺癌、子宮頸癌等病患身上看到。如果，病患的癌症是屬於痰聚凝結者，舌頭苔厚淡嫩黏膩。如果，病患的癌症是屬於火毒內蘊，則舌頭呈絳紅或深紫色，無苔乾燥，或苔黃而乾焦。

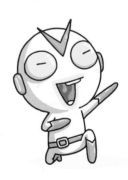

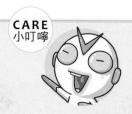

舌頭的小祕密

● 舌頭邊緣有明顯齒痕，表示潛意識有壓力，舌頭深抵住牙。

● 如果飲食習慣不當，則易出現舌炎。

● 常對鏡子伸舌頭觀察，可以幫助了解自己身體健康的變化。

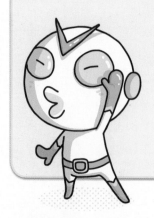

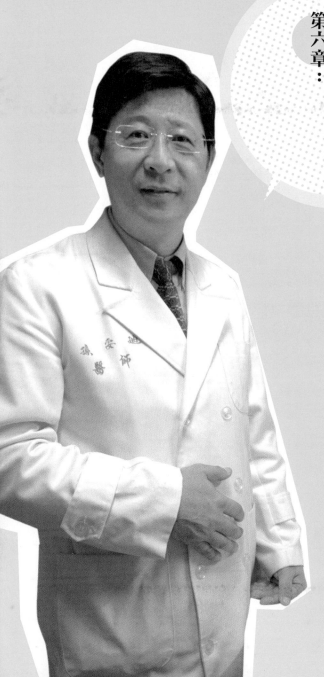

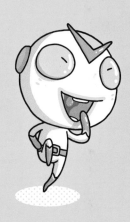

第六章：口腔，疾病的代言

口腔就像是人類病症的一扇窗，口腔可以看出人體的免疫、內分泌功能、自律神經狀況，並與身體各部位息息相關，成為治療疾病的重要關鍵，甚至是某些皮膚病的徵兆。

　　口腔黏膜病是指發生在口腔黏膜的疾病，它不僅是局部疾病，更與全身狀況和全身系統疾病有著密切的關係。疾病的主要根源，多來自基因異常，以及神經網絡、內分泌網絡、免疫網絡間的失調，或酶（酵素）減低或失去活性、能量不足或電位平衡失調，解毒排毒器官肝、腎、肺日益衰弱，及血液的循環不良。

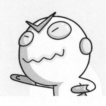

透視全身疾病

　　口腔黏膜是全身的鏡子，很多疾病都會從口腔黏膜中顯現出來。因此醫生在口腔黏膜診斷上，須極為小心。可能來自單純的咬傷、燙傷，或細菌、病毒，或自體免疫疾病，或藥物過敏。當然若是缺鐵、維生素B$_{12}$、葉酸等造成的貧血，也會惡化已有的潰瘍，以唇炎、嘴角炎、舌炎等病態呈現出來。

　　口腔環境中，生存著正常的微生物群，對口腔健康和疾病負有重要責任，一般情況下，正常口腔菌叢是不會造成疾病的，只有在微生物環境雜亂，使得一些細菌大量繁殖，才會產生菌群失調。所以醫生在治療口腔疾病時，首先要考慮到微生態學規律，建立生態平衡，而不能片面的將口腔內所有微生物消滅。

　　但是宿主個人的免疫能力、生理、內分泌、全身疾病、唾液分泌、藥物、抽菸、喝酒、嚼檳榔、種族、遺傳，和已有的口腔疾病，都會影響菌叢的組合和相互關係。因此個人的口腔衛生習慣，基本的餐後刷牙、漱口、使用牙線等，還是別偷懶的好。

口腔常見的疾病：齲齒、牙周病、牙髓、根尖周，及一些口腔黏膜疾病，就是口腔生態失調的表現之一。以齲齒來說，便是宿主牙面局部環境、細菌和食物相互關係的失調，包括滯留區增加、唾液分泌減少，致使牙面聚集細菌增加；倘若又大量攝取蔗糖，變形鏈球菌等產酸菌的數量增多，這樣的有機酸，會促始牙釉質脫鈣，形成齲洞。

　　口腔黏膜病發病情況，可概略分為：單獨發生在口腔黏膜上的疾病，如唇炎、地圖舌、菱形舌、白斑、紅斑，疣狀增生，疣狀癌、鱗狀細胞癌等。黏膜皮膚先後或同時發病，如扁平苔癬、多形性紅斑、盤狀紅斑狼瘡、天疱瘡等。病變波及機體多個部位，形成症候群，如修格連氏症候群（乾燥症候群）、貝歇氏病等。全身性疾病的口腔表徵，如缺鐵性貧血性舌炎、缺維生素B_{12}或葉酸性舌炎、糖尿病性牙周炎、白血病性牙齦炎、結核病、梅毒和病毒感染，如人類免疫缺陷病毒、B肝、C肝、人類巨細胞病毒、EB病毒、人乳突瘤病毒、水痘帶狀疱疹病毒和腸病毒等。

─ 感染影響全身 ─

口腔病灶感染（oral focal infection）學說，是由Hunter在1900年首先提出，他認為口腔微生物及其產物，與某些全身疾病如關節炎等有關。此後，不少臨床報告顯示，口腔病灶導致全身疾病，或在除去病灶後，全身疾病得到痊癒或緩解。

此學說導致大量的拔除患牙髓根尖病及牙周炎的牙齒。但除去病灶後，僅有一小部分患者的全身疾病得到治癒，加上缺乏科學的臨床分析和驗證，病灶學說，在二十世紀中葉以後漸被冷落。九〇年代以後，由於學者們進行了大規模的流行病學觀察或病例對照研究，並用科學的統計分析，證實了口腔感染與全身健康有一定的關係。口腔內可以發生各種感染，但並非均可成為病灶，一般是指慢性感染。

早期的研究多認為口腔病灶中的細菌主要是鏈球菌，尤其是草綠色鏈球菌。二十世紀七〇年代以後，厭氧菌技術的發展，使人們可以從口腔病灶中和遠離的感染部位，如心內膜炎或腦腫中，分離出與口腔病灶中同樣的厭氧菌

或鏈球菌，進一步證實病灶感染的存在。

對患有心臟瓣膜缺陷的病患，細菌的感染，容易罹患感染性心內膜炎。Kaye 即在1986年指出，有50％感染性心內膜炎，感染源有可能來自口腔的鏈球菌。而牙周病，同屬於細菌感染疾病，患者容易處於菌血狀況，在施行牙周手術治療時，有36％至38％會出現菌血症，刷牙則有0至26％，即使咀嚼也有17％至51％菌血機會。

在1988年Drangsholt 提出感染性心內膜炎致病過程的模式，認為不良口腔健康，會造成初期菌血症，經年累月，使缺陷之心臟瓣膜內皮處於易感狀態，血小板凝聚，致心臟瓣膜對日後遭受口腔感染或牙科治療所造成之菌血，菌落容易附著而導致感染性心內膜炎。

近年來，許多研究指出：罹患牙周病的人，會比沒有牙周病的人，增加罹患心肌梗塞、腦中風的機率。Janket等人自2003年，綜合分析自1980年起九篇長期追蹤研究，結果顯示患有牙周病，似乎會增加心血管疾病風險度約19％；在少於65歲之年齡層，相對危險性更增加至44％。

若針對心肌梗塞等，相對危險率則為1.54％，其中學者Wu等在2000年，Beck等在1996年兩篇研究，單針對

中風的相對危險度分別為：2.1％及2.8％。Desterfanoy在1993年，對兩萬人追蹤14年，在校正了年齡、性別、血壓、血脂、抽菸、飲酒、體重、家族史等因素後，發現患牙周炎者，因冠狀動脈心臟病死亡或入院的發生率，比無牙周炎者高25％。Beck等在1996年也報告，有牙槽骨吸收者，發生冠狀動脈心臟病的機率，為牙周正常者的1.4倍。

拔除牙周炎或根尖感染的牙齒後，部份人有暫時性菌血症。有人報告在132例菌血症中，約80％分離出厭氧菌。對健康的人來說，這種暫時進入血流的微生物不引起臨床症狀，約三十分鐘內，即被單核—吞噬細胞系統所吞噬而消失。但在罹患風濕性心臟病或先天性心臟功能不全者，進入血流中的微生物，可引發感染性心內膜炎。

現代觀點認為，不一定是細菌本身，而是其有害產物成為全身疾病的來源。牙周炎致病菌主要為G（－）厭氧菌，提供大量內毒素，促進大量炎性物質或細胞激素產生，透過細胞激素與炎性物質，導致內皮細胞功能異常。而動脈粥狀斑之形成，與血管內皮細胞功能失常有關。

Herzberg和Meyer在1996年報告，牙周致病菌，可直

接參與動脈粥瘤之形成。Beck等在2001年，在動脈硬化危險因子之研究中，發現頸動脈血管內膜中層管壁增厚，與牙周嚴重程度有關。Losche等也發現，有破壞性牙周炎患者，血清中低密度脂蛋白、三酸甘油酯，較同年齡、同性別者為高。

傳統觀點認為，孕婦的細菌性陰道病是早產的主要原因，但有25％的早產和低出生體重兒，未能發現傳統原因。1996年Offenbacher首先針對124位孕婦及產婦，經控制包括年齡、種族、抽菸、陰道細菌增生症等可能造成早產之因素，以多變項邏輯回歸分析，牙周病定義以全口有>60％部位，其附連高度喪失≧3mm，結果患有嚴重牙周病孕婦，會較牙周健康的孕婦，有7.5倍機率生下早產兒或體重過輕新生兒，若只針對初次孕婦，危險率則為7.9倍。

其後Jeffcoat等針對1313位孕婦，同樣經控制年齡、抽菸等因素，在懷孕32週的危險性為7.7倍，而37週則為4.5倍，不過有>80％孕婦屬非洲裔，是否有族種差異，備受爭議。

牙周病如何影響懷孕結果，可能途經包括牙周致病菌

之直接或間接影響，或經由細胞激素、前列腺素等所致。綜觀目前長期追蹤報告，患有牙周病可能對孕婦會有不良結果，但是否適用於所有人種，是否受孕婦之產前照顧影響，以及可能之作用機制，目前證據仍嫌不足。

　　牙周炎病菌以厭氧菌為主，零星病例報告證實某些肺炎或肺膿瘍、肺栓塞，是由口腔細菌所引起。在嚴重牙周炎患者或免疫受抑制的患者，其牙菌斑可提供作為厭氧菌之儲存庫，成為呼吸道感染之來源。

　　1992年Scannapieco等，與1998年的Fourrier等，發現在加護病房待越久，牙菌斑堆積越多，預測會得醫院內感染機會增大。此外，有牙齒的住院病患，由於牙齒提供細菌停留場所，也會較缺牙的病患，較易得吸入性肺炎為27％比0％，在養護中心也有類似發現為19％比7.6％。

　　臨床試驗探討改善口腔衛生，針對在加護病房或養護中心的患者，使用漱口水抑制牙菌斑，一些研究證實，可達到減少吸入性肺炎或院內感染。目前，牙周病呼吸道疾病的相關性，仍以在養護中心或長期臥病者，有較明確證據。但牙周病對慢性阻塞性肺部疾病的實際影響程度和影響之直接證據仍然缺乏，仍須做長期深入研究。

口乾舌燥

人體的唾液，有主腺三對：耳下腺、顎下腺及舌下腺。另外，有一些小唾液腺，位於整個口腔內，負責分泌唾液。

唾液是無色無味、近中性的低滲液體，唾液中水分約占99％，電解質、補體外，有機物主要為黏蛋白、免疫球蛋白、氨基酸、尿素、尿酸、唾液澱粉酶、溶菌酶等，唾液中的無機物有鈉、鈣、氯、氨……等。唾液的唾液腺激素，對全身的代謝產生廣泛影響，尤其是和衰老，有著密切關係。

每天有1500cc左右的唾液分泌，其中有大量抗菌酵素、免疫球蛋白，及一些礦物質，它們可抑制牙菌斑中的細菌，並保護口腔黏膜與牙齒。唾液的沖洗作用，可幫助消除口腔殘渣和死細胞、濕滑食物好吞嚥。如果裝有全口假牙，唾液滋潤不可或缺，就連我們說話，也少不了唾液的幫忙。

有些全身或局部性疾病，會使唾液腺功能減低或喪失，此時缺乏唾液的病人，會有口乾舌燥的黏膜刺痛、灼

熱，齲齒、牙周病，甚至影響口腔內正常菌叢，而滋生黴菌。另外在體外實驗中發現，正常人的唾液，尤其是顎下腺及舌下腺的分泌物，有抑制愛滋病毒的能力。

當有病人主訴唾液腺脹痛，而且是在吃東西時最為明顯，醫生就會懷疑唾液腺分泌管道結石的可能性。這時會先照X光尋找結石，或做唾液腺攝影，來進一步研判病情。唾液腺疾病，除結石引起的涎石症外，還能有各種細菌、病毒引起的感染，如流行性腮腺炎；唾液腺也會發生良性或惡性的腫瘤。

除了唾液腺因素造成口乾外，比如糖尿病、甲狀腺功能低下，或全身性腫瘤的唾液腺轉移，缺乏鐵質、缺乏維生素B_{12}、葉酸等造成貧血，都一樣會出現口乾。有些缺乏維生素B_{12}的病患，常先舌麻、再來是手腳麻木、甚至走路搖搖晃晃走不穩，而被誤以為是中風。

有些四、五十歲的口乾病人，特別是女性朋友，是因自體免疫疾病「修格連氏症候群」而起。修格連氏症候群又稱之為「乾燥症候群」，主要症狀除口乾之外，還會伴隨眼乾、鼻乾、咽喉、生殖器乾燥、關節疼痛等症狀。鼻乾、咽、喉的乾燥，會引起咳嗽、支氣管炎、肺炎和胸膜

炎。若是外分泌腺分泌減少，則會引起吞嚥困難、胃酸缺乏、便秘等問題。

這類病人多半合併有類風濕性關節炎、有三分之一的病人有貧血和白血球減少，如果醫生懷疑和修格連氏症候群有關，早期在下唇內側黏膜做小唾液腺的切片（最為敏感）；做抽血作相關免疫檢查；晚期可在唾液腺攝影中，看到兩側耳下腺有似繁星狀的典型變化。也有以核子醫學做唾液腺功能檢查，都可作為參考。

── 改善黏膜，利於免疫 ──

黏膜組織的覆蓋，從呼吸道一直到泌尿系統的出口，我們的眼睛、鼻子、口腔都有黏膜組織，但每一種不盡相同，所以遭受到感染的機率也不一樣。一般來說，如果沒有傷口出現的狀況，黏膜組織被感染機率不大。而維生素A具有保護身體黏膜組織的作用。因為人體免疫細胞在分化及生長過程中，維生素A是維持免疫功能所必需。

益生菌是含活菌或包括菌體組分及代謝產物的生物製品，經由口服或其他黏膜投入，旨在黏膜表面處，改善微

生物與酶的平衡，或刺激特異性與非特異性的免疫。

　　人體是依賴益生菌和人體的共生關係，來保障人體本身營養的來源、消化和吸收。腸道微生物菌群，通過分解部分食物以及沒有消化的食物殘渣和上皮細胞產生的黏液，參與腸道內的重要物質代謝作用。從多個代謝途徑，參與人體的蛋白質、脂肪、醣類、維生素、礦物質代謝，並且參與性激素、膽汁代謝與無機鹽類代謝。

　　正常個體食入的細菌與免疫系統的首次接觸，就是接觸與腸道相關的淋巴樣組織（GALT）。人類的腸道，為機體中最大的淋巴組織，每克組織含有超過106個淋巴細胞。另外，機體每天產生總量數克的免疫球蛋白，其中大約60％分泌到胃腸道。GALT，是黏膜免疫系統的一部分，具有獨特的細胞類型和免疫機制。

　　人出生以後，細菌在腸道迅速定植，這些細菌，可能作為抗原和非特異性免疫調解因子的來源。一方面，細菌可被認為，是引起整體和局部免疫反應的特異抗原；另一方面，它們又對GALT細胞群的數量和分布，產生相當大的影響，並在免疫反應的調控方面發揮重要作用。

　　腸道細菌產生毒素，導致腹瀉、侵襲黏膜、活化致

癌因子，對健康有害。另一方面，雙歧桿菌屬和乳酸桿菌屬，被認為可能有益於健康的主要細菌，在這兩個菌屬中，沒有任何顯著致病的菌種，在母乳餵養嬰兒的糞便中占主要優勢，在對抗感染有保護作用。對成人，它們是擔負著屏障，以及刺激促進健康的免疫功能的主要菌種。而這些細菌，透過發酵作用與宿主共生。

雙歧桿菌，是最具生理活性的一類乳酸菌，現已發現有二十四種，其中有九種可以在人體中找到。雙歧桿菌有多種保健作用，包括了：抑制腸道腐生菌的生長、抗癌、免疫增強、降低膽固醇、防止便秘、營養及解毒保肝的作用。有益菌可透過穩定腸道黏膜，使腸道的滲透性正常化和改善腸道免疫，因而改變腸道黏膜屏障。但是不同的有益菌，在功能和活性方面有所差異。攝入有益菌的另一個結果，是預防致病菌和病毒的過度生長，這都可影響腸道屏障系統。

天然的維生素A，來自蛋類、肝臟、雞肉、鰻魚、小魚乾、魚肝油、牛奶、乳製品；植物來源則有蘿蔔、番茄、菠菜、包心菜、南瓜、香瓜、杏桃 、甘薯、青江菜、白菜蘿蔔、紅蘿蔔、蘆筍等綠黃色蔬菜中，都會含有

維生素A。而吃紅蘿蔔和菠菜，攝取的量會比較多，蔬菜或胡蘿蔔一定要用油炒過，才能被充分吸收利用，因為維生素A是屬於脂溶性的。

── 口腔潰瘍的治療 ──

口腔黏膜潰瘍疾病臨床鑑別診斷極為重要，是否有數種疾病混合，需要注意，例如口腔黏膜潰瘍疾病和其他「自體免疫」疾病的混合。口腔黏膜潰瘍病症外，其餘的生殖器官黏膜、眼睛黏膜、皮膚等都是詢問和觀察的重點，醫師問診萬不可有所疏忽，甚至像紅斑性狼瘡、血友病、愛滋病、疱疹性皮膚炎等，都有諸多從口腔黏膜或口腔潰瘍早期診斷出來的經驗。

整體來說，口腔潰瘍的治療，主要是減輕疼痛或減少復發次數，和免疫有關的口腔潰瘍，著重在免疫的調節，甚至降低癌變的危險性。口腔潰瘍，有時不能完全根治，只能保持緩解，因此預防便很重要。這病症與個人身體素質有很大程度的關聯，因此要想完全避免發生可能性不大，但如果盡量避免誘發因素，仍然是可以降低發生率的。

口腔潰瘍的預防，基本上個人的生活習性與規律，要多做修正：

- 首先一定要注意口腔衛生，常用淡鹽水漱口。
- 戒菸戒酒戒檳榔，避免損傷口腔黏膜、避免辛辣食物刺激。
- 常常保持好心情、飲食營養要均衡、避免過度疲勞、要有充足的睡眠。
- 要養成天天排便的習慣，保持排便的通暢。
- 有些婦女經期前後，容易口瘡復發，更要注意休息、避免過勞、飲食清淡、多吃新鮮蔬果、多飲水、並且少發脾氣，保持心平氣和。

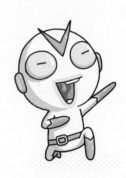

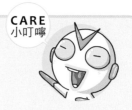

嬌嫩的黏模組織

● 黏膜組織與人體器官一樣，習慣攝氏三十六七度的常溫層，黏膜組織非常嬌嫩，如果喜歡滾燙高溫飲食的人，就很容易從嘴巴開始，一路下去燒燙傷黏膜組織，造成了口腔、咽喉、食道的黏膜組織受損，甚至引起感染，讓細菌、病毒有入侵機會。

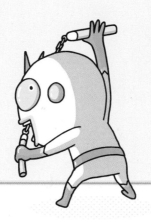

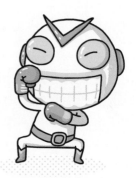

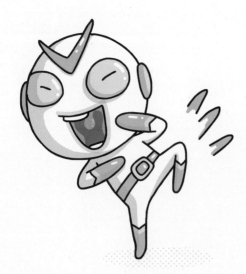

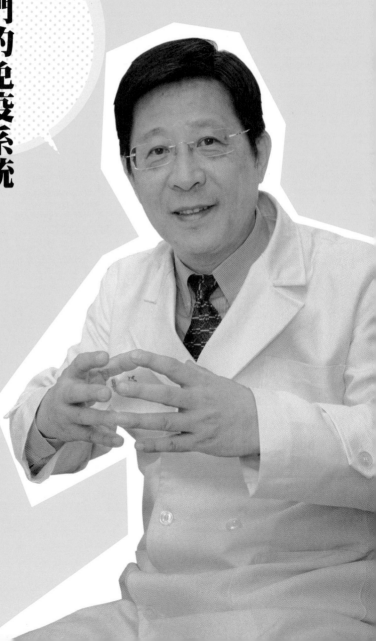

第七章：**我們的免疫系統**

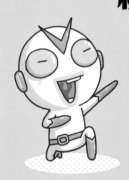

免疫細胞就好比盡忠職守的巡邏部隊，會主動執行一系列免疫監視功能，以防止體內細胞變異或癌化，也會清除老化的細胞。一旦癌細胞出現，免疫系統不但會察覺，接著便試圖去消滅摧毀這些不正常的細胞。

當免疫過低或欠缺不足，會出現「免疫缺陷症」，如果反應過強，則會在清除抗原的同時自己傷及某些組織，結果就是大家熟悉的「過敏反應」。而免疫自穩功能降低，將引發「自體免疫疾病」，例如有紅斑性狼瘡、氣喘、類風濕性關節炎、天疱瘡、類天疱瘡等等。

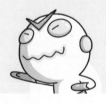

免疫系統三大功能相輔相成

人體主要借重免疫系統來對抗疾病、防老、抗癌，因此免疫功能的強弱，決定我們是否容易生病、衰老和癌化。免疫系統並不是獨立的運作，包括情緒的沮喪、抑鬱，都會造成免疫力的低落，連帶的，也會波及到我們的神經系統。

免疫系統和神經系統、內分泌系統，維持平衡外，還有三大功能：

● 區別正常細胞和外來入侵物。

● 具有免疫監視能力，防止細胞癌化、老化。

● 對入侵的病原、抗原能系統化的排除。系統化的排除，是由細胞性免疫反應先發動，如果處理不了，再加上以免疫球蛋白、補體為主的體液免疫反應支援。

遺憾的是，西醫臨床在增強免疫力或均衡免疫力手段上，除極少數的免疫刺激／免疫調節劑外，只有免疫球蛋

白、干擾素、白血球介質 II（IL-2）等藥物，非常重要的胸腺素，在台灣都極少被運用。

絕大部份的免疫治療，都是使用類固醇或免疫抑制劑，或使用抗癌藥物壓制免疫，這都會造成相當大的副作用。有鑑於此，所以我才積極的接觸傳統中醫藥，除做中藥免疫、抗癌的研究外，也研究經絡，並且修禪練氣。此外，也在舌診方面下工夫，期盼能有所突破，幫助到更多的病人。

神經系統、免疫系統和內分泌系統，構成一個緊密的鐵三角。以神經為主導，以平衡運作為健康之鑰。這個身體內最重要的網絡，在自身平衡協調的同時，保持機體內環境的穩定，完成循環、呼吸、消化、泌尿、造血、生殖等系統的調節整合。因此，讓神經、免疫、內分泌的調節平衡，才是治病養生之道，然而，「平衡」，卻是西方醫學的弱點。

免疫系統，可以說是人的第二個腦，特別是在處理某些特殊訊息時，比如病毒、細菌、黴菌、抗原、過敏原、變異、腫瘤等等。神經系統、免疫系統、內分泌系統構成神經－免疫－內分泌網絡，彼此調控，成為人體三大支

柱。當衝擊來臨，網絡調適不足應變不及，先會是機能失調，時日一久後，就會造成器官病變。

身體的黏膜組織是免疫系統的第一道防線，包含了：

● 皮膚。
● 呼吸系統。
● 消化系統。
● 泌尿生殖系統。

為了加強保護的防禦能力，這些黏膜組織都會分泌液體，因為這些液體可以不斷地沖刷不小心掉在上面的病原，讓它們較難有機會侵入組織內部。而口腔黏膜，堪稱是身體疾病的代言人。

免疫系統的網絡，包括了胸腺、脾、淋巴組織以及骨髓等。產生和釋放出淋巴細胞、細胞因子、抗體、補體等等的系列免疫細胞和免疫分子，通過血液循環和淋巴分布於全身各個部位，也包括神經、內分泌的組織和器官。

中樞神經系統、內分泌系統和免疫系統，這三個系

統具有共同的基本功能，便是對內外環境訊息的感受和傳遞。各類理化、生理和心理因素的刺激訊息，都可以直接或間接的由這三個系統感受和傳遞。

　　神經系統感受和傳遞冷、熱、觸覺等刺激的訊息；內分泌系統感受和傳遞發自神經和免疫系統的各類訊息；免疫系統則主要感受和傳遞生物性因子，如病毒或細胞感染的刺激訊息。由於神經系統具有高級思維功能和心理活動，反應迅速靈敏，作用廣泛而強大，而且有預見性，所以在神經系統、內分泌系統、免疫系統的組成網絡中，自然占主導地位。

　　人的免疫力隨年齡而減低，四十歲時，約減少一半，但透過保養，可以有所改善。優質蛋白質，可增強免疫系統與能力，白血球、巨噬細胞等是免疫細胞之一，營養不均衡將導致巨噬細胞、白血球細胞減少，不利抵抗疾病；有些癌症患者拒絕正統醫療，只靠生機飲食，但如果營養不夠，免疫系統差，又怎能對抗疾病呢？

　　目前西醫治療癌症，化療、放射治療時，將好、壞細胞都破壞，若調節免疫力，再配合化療、放療，治療效果會更好。目前，西醫多透過藥物抑制病患免疫力，但如經

由飲食、中草藥等自然方式調節免疫力是較為理想。

─ 口腔相鄰的免疫組織 ─

口腔相鄰的免疫組織，主要包括扁桃體淋巴組織、唾液腺淋巴組織、口腔黏膜淋巴組織、牙齦淋巴組織和顎下及面頰下淋巴結。

扁桃體淋巴組織

扁桃體淋巴組織，扁桃體是由腭扁桃體、咽扁桃體和舌扁桃體組成，肩負著免疫檢查進入口腔內的各種物質。由於覆蓋扁桃體表面的扁平上皮細胞很薄，以至於抗原很容易穿過上皮，而進入扁桃體內。另外，扁桃體的內表面被複層鱗狀上皮覆蓋，形成許多隱窩，隱窩內有許多小孔和間隙，各種抗原很容易通過隱窩內的小孔間隙進入扁桃體內。

在隱窩和上皮的下方有許多淋巴細胞，其中以T細胞為主。T細胞一方面將抗原侵入的訊息，傳遞給巨噬細

胞，一方面與抗原接觸後，誘導分布在扁桃體中心淋巴濾泡內的B細胞產生抗體，並將抗原訊息通過輸出淋巴管傳至全身。

唾液腺淋巴組織

而唾液腺淋巴組織，是口腔微生物進入人體的首要門戶，許多微生物在口腔內暫時生存，然後再進入體內，而有些微生物則選擇性的寄居於口腔軟組織或牙齒表面的牙菌斑中。

細菌的細胞壁、細胞膜、細菌內部成分及其胞外產物，都可能成為潛在性免疫原，引起機體組織具有保護作用的免疫反應。唾液腺淋巴是指分布在大唾液腺、小唾液腺導管周圍、腺泡之間、唾液腺小葉之間的淋巴細胞等。這有淋巴細胞、有T細胞，也有B細胞。B細胞產生的免疫球蛋白，幾乎都是IgG，僅有極少數為IgA和IgM。

口腔黏膜淋巴組織

口腔黏膜淋巴組織以功用來說，口腔黏膜具有皮膚一樣的功能，既能保護深層器官，又能接受和傳遞外界刺激。口腔黏膜有物理性、體液性和細胞性的防護功能，因此，當大量外來性異物侵入口腔時，口腔黏膜是強有力的物理性防禦結構。當某種原因導致口腔黏膜出現潰瘍時，微生物和毒素等，便可以通過破損處進入人體內引起感染。

　　口腔黏膜體液性防護因子，主要是組織液中所含的IgA。這種IgA是自口腔黏膜固有層的毛細血管中滲出後，逐漸向上皮層移動。經上皮層侵入的抗原物質與IgA結合形成免疫複合體，可引起溶菌反應、菌體凝集反應，並促進吞噬作用。

　　至於細胞性防護功能，是指在口腔黏膜的固有層中，有大量的多形核白血球浸潤，主要作用為清除異物和抗原物質。在急性炎症反應時，多形核白血球可產生大量細胞趨化因子，誘導血液中的嗜中性白血球參與炎症反應，並向病灶區域聚集。巨噬細胞分布於上皮層內，當抗原侵入後，巨噬細胞吞噬處理抗原，並將抗原訊息傳導給T細胞、B細胞，引導這些細胞參與免疫反應。由此可見，口

腔黏膜在局部免疫防禦和抗感染中，發揮重要作用。

牙齦淋巴組織與牙齦溝液

　　我們的牙齦淋巴組織，由於經常受到各種刺激，因而比較發達。牙齦受到抗原刺激後，積極產生抗體進行免疫反應。其產生的免疫球蛋白，不像唾液腺中淋巴組織以IgA占優勢，而是以IgG為主體。牙齦溝液中的免疫球蛋白幾乎都是IgG，在牙周炎時，IgG在血清中的濃度顯著升高，末梢血中針對牙周病原菌的特異性抗體的效價也明顯升高。

顎下及面頰下淋巴結

　　淋巴結，為免疫活性細胞的集團，抗原隨著從各種組織收集的淋巴液，經輸入淋巴管進入淋巴結。從口腔內入侵的抗原，首先通過淋巴結產生特異性抗體，殺傷病原性異物，並將其清除。如果抗原的侵襲力，超過淋巴結的防禦能力時，便沿著淋巴管蔓延，發生淋巴腺炎。

入侵的抗原還可刺激淋巴結中淋巴細胞增殖，使局部淋巴結腫大，入侵的抗原進一步可進入血液，抗原也隨著帶到脾臟，在脾臟產生大量的特異性抗體。同時，如果細菌以及毒素的致病力過強，還可導致菌血症甚至敗血症等。因此，口腔感染應予高度重視，及時診治。

── 營養與免疫 ──

每天吃一顆蛋，就能輔助提升免疫力！

飲食中的「優質蛋白質」量足夠了，身體就自然強壯，而雞蛋、牛奶中含有很多。我自己每天都吃一顆蛋，很多人一聽到蛋就覺得膽固醇含量很高，其實不然；像鳥蛋、鵪鶉蛋的膽固醇才真的很高。一般人體內的膽固醇沒有超標（台大醫院的膽固醇標準是220），可以每天吃一顆雞蛋；如果超標，建議兩天吃一顆，或是一星期吃三顆；但如果膽固醇真的很高，必須另外請教醫生。

蛋黃及蛋白要一起吃，因為蛋黃中含有卵磷脂，對腦部神經很好；而且雞蛋裡的酪胺酸含量很高，酪胺酸可在腦部轉成多巴胺，多巴胺又會轉成正腎上腺素及腎上腺

素，這些都能幫助我們抗壓；另外雞蛋裡的色胺酸含量也高，可以讓人有滿足感、精神愉快，可見雞蛋的好處多多。

蛋白質與免疫

蛋白質，是維持機體免疫防禦功能的物質基礎，胸腺、脾臟等免疫器官，以及血清中的抗體和補體等，都主要由蛋白質參與構成。質量低劣的蛋白質，使機體免疫功能下降，必需氨基酸不足，過剩或氨基酸不平衡，都會引起免疫功能異常。蛋白質缺乏時，胸腺重量的減輕，不如脾臟和淋巴結那樣明顯，但細胞免疫功能卻有變化。而大多數氨基酸的缺乏，一樣會對免疫功能產生不良影響。

脂肪酸與免疫

脂類，是構成生物膜的重要組成部分，膳食中一定的脂肪含量，和不同比例的脂肪酸，是為維持正常的膜功能所必需的。改變膳食中脂肪含量，和飽和脂肪酸與不飽和

脂肪酸的比例，不但影響淋巴細胞膜的脂質組成，而且還會引起淋巴細胞功能改變。

　　研究顯示，膳食脂肪可調節免疫系統，脂肪可改變對過敏原、癌症、自體免疫疾病、敗血症、外傷和器官移植引起的免疫反應。脂肪的質和量，對免疫調節都很重要。細胞免疫和體液免疫，都受到了膳食脂肪影響。脂肪的作用機制包括：改變花生四烯酸代謝、改變細胞膜、產生炎性細胞因子。

核苷酸與免疫

　　以前認為核苷酸不是正常生長發育所必需的，但新研究證實，對免疫攻擊的反應，需要核苷酸。

維生素和免疫

　　抗氧化維生素，通常可從不同方面，提高細胞免疫和體液免疫能力。證據顯示，某些維生素單獨或聯合運用，以及其他一些微量營養素，在供給量超過現行推薦量水準

時，對人類免疫系統有重大益處。

1. 維生素A

　　近來有幾項報告，介紹了給正常和缺乏維生素A的兒童補充維生素A後，對麻疹發生率的影響有重要作用。

　　補充β—胡蘿蔔素，可促進與單核球功能有關分子的表現；對接種疫苗後，血清陽性轉變率低的嬰兒，還可提高他們對這些較弱免疫原的免疫反應。類胡蘿蔔素，典型的代表是β—胡蘿蔔素、番茄紅素等。研究顯示，對免疫功能受損的人，補充β—胡蘿蔔素是有益的；對老年人補充β—胡蘿蔔素，可增強NK細胞的活性。另外，番茄紅素有增強免疫系統潛力的作用。

2. 維生素C

　　維生素C，對胸腺、脾臟、淋巴結等，生成淋巴細胞，有顯著影響，還可以通過提高人體內其他抗氧化劑的水準，而增強機體的免疫功能。對那些證明維生素C對感

冒無效的研究，重新評議後，現在似乎認為：在感冒起始時，每日服用2～3克維生素C，能減輕臨床症狀。

3. 維生素B$_6$

核酸和蛋白質的合成，以及細胞的增殖，需要維生素B$_6$，因此當維生素B$_6$缺乏時，對免疫系統所產生的影響，比其他維生素B群缺乏時的影響更為嚴重。有報告指出，維生素B$_6$，是可提高細胞性免疫反應、遲發性過敏反應和抗體生成能力的。

4. 維生素B$_{12}$和葉酸

維生素B$_{12}$和葉酸缺乏的貧血患者，細胞性免疫反應顯著較低。葉酸的補充，可恢復嗜中性白血球因葉酸缺乏所造成的吞噬活性下降的現象。但也有報告指出，吞噬活性只有在維生素B$_{12}$缺乏的病人會下降，在葉酸缺乏病人則不會。

5. 維生素E

維生素E，作為一種強抗氧化劑和免疫刺激劑，而受到廣泛注意。維生素E缺乏，可導致新生兒嗜中性白血球功能有所改變。健康的早產兒，在出生後14天內，每天每公斤體重補充維生素E 120毫克，可提高嗜中性白血球的吞噬作用。

維生素E缺乏，對免疫反應來說，會產生多方面的影響，包括對B細胞和T細胞的免疫功能損害。維生素E能增強淋巴細胞對有絲分裂原的刺激反應性，和抗原、抗體反應，促進吞噬。

食物可以左右我們免疫力的強弱，一旦養成偏食習慣，缺乏蛋白質、胺基酸、維生素A、C、E、B_6、葉酸、B_{12}將會降低免疫功能。如果攝取過多脂肪，特別是不飽和脂肪酸、鐵、維生素E、將造成免疫抑制。飲食的過剩與不及，都會造成免疫的傷害。

我們日常飲食中，均衡的營養蘊含有蛋白質、脂肪、醣類、荷爾蒙、維生素、礦物質、微量元素等有用成分

外，食材來自陽光、空氣、土壤、水分吸收等大自然的無形能量，也是不可忽視的重點。

— 微量元素與免疫 —

微量元素對生長和發育有重要功能。微量元素中，鋅、鐵、碘、鎂、銅、硒、有機鍺等，和免疫力關係密切；例如補充鋅可減少兒童持續性腹瀉。

鋅

鋅與DNA和RNA的合成，細胞的分裂有關，直接影響免疫細胞的增生與活化，缺乏時造成胸腺與淋巴器官萎縮，淋巴球數目減少。鋅是胸腺特異性荷爾蒙thymulin必需的輔因子，需要鋅的存在才具有活性。鋅在吞噬細胞進行吞噬毒殺作用時的氧爆發，扮演重要角色。一般缺鋅受試者，CD8+CD73+的T細胞減少，但補充鋅後可恢復正常。CD73分子是CD8+（毒殺性T細胞），辨抗原、增生和毒殺作用必需的分子。

鋅的作用包括：增強機體免疫機能、影響生長發育、影響人和動物行為、與智力發育密切相關、改善食慾及消化機能、加速創傷的組織癒合、再生，參與肝臟及視網膜內維生素A的代謝、保護生殖機能的正常發育、保證膽固醇與高密度脂蛋白的正常代謝、早期防治感冒，以及與癌症的關係，越來越受到重視。

　　從免疫方面來說，缺鋅使胸腺萎縮，細胞免疫反應降低，T輔助細胞功能缺陷，抗體反應降低，以及遲發過敏反應下降。缺鋅的小鼠，體內T細胞殺傷腫瘤能力下降，自然殺手細胞活性，和抗體依賴細胞毒殺活性降低。從吸收方面來看，動物性食品中的鋅生物利用率，較植物性食物的鋅利用率為佳。高蛋白質膳食可促進鋅吸收、儲存和機體鋅代謝。

　　食物中含鋅的海鮮有牡蠣、蟹、蝦等；肉類中有牛肉、羊肉等。還有蛋類也是。蔬菜部份有：玉米、甜菜、甘藍菜、萵苣、菠菜等。豆類則有黑豆、黃豆、豌豆、扁豆等。水果比如櫻桃、梨……。穀類製品，有啤酒、全麥麵包、裸麥麵包等。要維持體內鋅平衡，成人每天應由食物中攝取10～15公克的鋅。

鐵

　　全球約有30％孕婦處於鐵缺乏，儘管這對新生兒鐵水準的影響不很明顯，但是會損傷新生兒的免疫功能。母親攝入的鐵缺乏，似可抑制免疫力，影響嗜中性白血球功能、抗體生成、細胞毒性和淋巴細胞增殖。

　　在鐵缺乏之孩童，細胞免疫反應顯著下降；若同時缺鋅，則下降情形更顯著。缺鐵亦會降低自然殺手細胞活性，不過補充鐵即能恢復正常。在鐵缺乏的動物，蛋白質合成能力受抑制，因此降低細胞激素，如干擾素的分泌能力，進而使自然殺手細胞活性下降。

鎂

　　鎂，對免疫細胞的影響，在分別缺銅、鎂或鋅的研究指出，缺鎂和缺鋅，都會顯著抑制脾臟T細胞的增生反應。尤其缺鎂，脾臟的增生反應和毒殺性T細胞活性的降低最為顯著。鎂對脾臟與胸腺的影響，缺鎂使脾臟巨噬細胞數目和胸腺細胞分泌IL-1顯著降低，但對IL-2無顯著影

響。

銅

銅缺乏的患者，同時有嗜中性白血球減少症。其他尚包括胸腺較小，自然殺手細胞活性和吞噬細胞活性下降，淋巴球對細胞裂殖素的刺激反應降低，減少抗體的生成等。在人體實驗，對缺銅孩童補充銅一個月，嗜中性白血球吞噬活性顯著回復。缺銅營養不良者，會抑制嗜中性白血球增生，與其分泌IL-2的能力。

硒

硒缺乏，會顯著降低嗜中性白血球的趨化反應、吞噬活性和殺菌作用。缺硒對吞噬細胞活性有顯著抑制作用，但對自然殺手細胞活性則無顯著影響。額外補充硒，可增加吞噬細胞活性，但對毒殺性T細胞活性，無顯著影響。硒缺乏會造成抗體生成下降，同時有維生素E缺乏時更顯著。

鍺

有機「鍺」不同於無機鍺，無機鍺有毒，尤其是腎毒性。

關於有機「鍺」這個微量元素，能強化血管淨化血液，老化（酸性化）的黏稠血液在細微的毛細管中不易暢流，細胞的新陳代謝作用無法順利進行，引起身體障礙。為了使血液能保持清新暢通的弱鹼性（PH7.4左右），有機「鍺」能清除附著在血管壁的膽固醇並排出體外，使體內各部機能運作正常，保持健康。

有機「鍺」能增加體內的氧氣，生物是靠攝取食物，來執行身體機能的代謝，而把廢物排泄出體外，這種代謝功能均靠氧氣來進行。有機「鍺」進入體內，會把氧氣帶進細胞中，使體內氧的含量增加十倍。假如氧的供應不足，細胞會呈顯老化現象。

功效上，有機「鍺」能促進細胞機能活絡、能激發「干擾素」，有機「鍺」能被稱為免疫的主宰者，其理由是因為在病毒侵襲細胞時，有機「鍺」會誘導細胞分泌干擾素。而干擾素有免疫調節作用，能抗病毒、抗癌。

睡眠、運動與免疫

　　許多科學家認為，睡眠能使疲倦的機體得到休息；作夢也能促使神經系統恢復功能，還能使機體的免疫系統得到恢復和加強，睡眠不足會導致抵抗力下降，易發生感染性疾病。

　　免疫系統本身也會調節睡眠，免疫細胞是一種重要的細胞，在吞噬和清除病菌過程中，會產生稱為「睡眠因子」的物質，睡眠因子能誘導睡眠，使人入睡。睡眠可使免疫系統在抵抗疾病中得到及時修整和加強，有益疾病康復。

　　有研究發現，考試時由於「壓力」的關係，會導致細胞免疫能力降低，此時的自然殺手細胞和幫助性 T 細胞，數目都明顯減少；而自然殺手細胞對殺死病毒和抑制癌症的形成或擴散有密切的關係。

　　極度缺乏睡眠時也很易導致免疫力的降低，感冒很容易接踵而來；因為失眠時，松果體分泌的「褪黑激素」循環的中斷或衰退，使免疫機能遭受池魚之殃。運動也是可以有促進並增強免疫系統活化的作用，適當的運動可以促

進抗體的生成，但過度的突發性運動則有反效果。因此，適度的運動與充足的睡眠，都可增強身體免疫力。

　　特別是有了年紀的長輩們要抗壓，睡眠一定要充足，晚上十二點前要就寢，並在早上五點後再起床，而運動方面，可以靜態的呼吸吐納，也可以動態的快走流汗，同時多接觸大自然山水，接受芬多精、負離子，不過，也提醒運動不可過量或過於高亢，尤其是入夜之後，以避免舒壓不成，反而讓情緒太亢奮；而在洗澡時，水溫控制在接近體溫的36到37度為宜，偶爾洗冷水澡，也可以提升副交感神經機能，讓自律神經平衡。

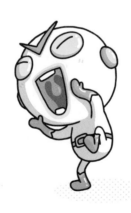

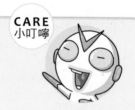

我們的
免疫系統

- 身體健康的源頭，是免疫系統、神經系統與內分泌系統的平衡！因此保養之道，沒有秘訣，睡眠、舒壓、飲食、生活型態以及心態的平衡，就是全方位的保養。

- 人的免疫系統有兩套：

第一套是先天免疫：只要碰到有害物質入侵，就會去打擊它，像是白血球、巨噬細胞、樹突狀細胞、表皮、口水，甚至盲腸等等。

第二套是後天免疫：打擊力、保護力比較強，如毒殺性T細胞。但後天免疫要先認識有害物質，等到下一次再看到它時，才會產生免疫反應去打擊它。

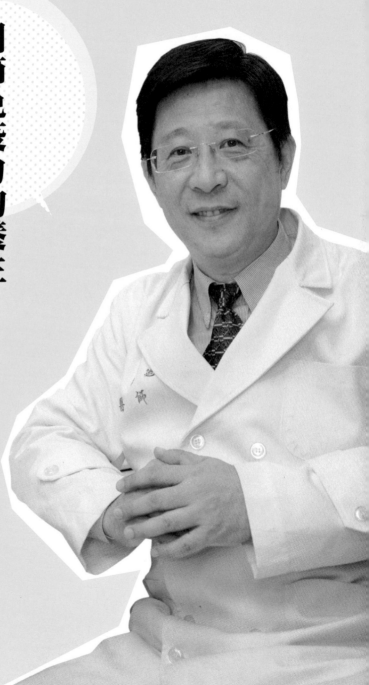

第八章…

調節免疫力的養生

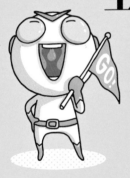

在增強免疫力同時，也要平衡免疫力！也就是說，免疫力要調節，而不是越強越好。

　　因為病毒進入體內會產生大量自由基，以感冒大流行時為例，如果一個人免疫力差，自由基又不能排除，就會比別人容易感冒。幫助自由基排除，建議平日多吃黑、紅、黃、綠、白等各種顏色的蔬菜，而且顏色越深越好。

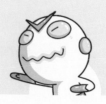

安迪養生湯

　　西藥能調節體質、增強免疫力的藥物極少，要殺死潛伏性病毒更困難；而中醫的補法，是針對人體氣血、陰陽、腑臟的虧損不足，給予補足滋養。以現代的研究證明，這樣的補法，是可以補強人體功能狀態、改善新陳代謝、補充人體必需物質、提高抗病能力；同時也改善了人體免疫力，強化對抗外來惡性刺激的抵禦、增強激素調節，也抑制了癌細胞的生長。

　　以黃耆、枸杞、紅棗三味中藥組合起來看，黃耆具有免疫作用，能提高人體對病原微生物的免疫能力，臨床發現，對免疫複合體所導致的損傷，能有一定的治療作用。從枸杞中提取的枸杞多醣有增強免疫功能，惡性腫瘤患者服用枸杞後，巨噬細胞吞噬力和T淋巴細胞轉化率，都較治療前顯著提高。因為這樣的調節功能，所以對老年防治腫瘤，是有益的；同時也提高了血清溶菌酶水準，增強機體非特異性的抵抗力。

　　而紅棗富含蛋白質、脂肪、多種氨機酸、碳水化合物、維生素C、維生素A、維生素B$_2$、維生素P及微量元

素、有機酸、胡蘿蔔素、黏液質、香豆精類衍生物、多酚性物質等等，有鎮靜、催眠和降壓作用；性質平和的紅棗，很適用於老年人。

黃耆可以補氣補虛、枸杞可以明目補陽、紅棗可以健脾，這樣的溫補湯飲，物美價廉外，可以促進活化、增強抵抗力，及延緩衰老。以現在醫學觀點分析黃耆，補強免疫之外，對鏈球菌有抗菌作用，能增加血清中蛋白含量。

先是我自己喝過一段時間後，成效不錯，就經過多年研究，後在歐洲的口腔病理內科雜誌，連續發表三篇臨床免疫的主論文，不少民眾陸續反應，喝了幾個月，體質真的有改善，小孩喝了比較少感冒，一些婦女還發現皮膚越來越細緻有光澤，連以前的黑斑也變淡了！我自己也是常把黃耆枸杞紅棗湯當茶喝。時日一久，有些朋友們開始把這帖提升免疫力的湯飲，用我的名字簡稱為「安迪湯」。

安迪湯一人份的做法：

● 二碗水，加生黃耆四錢、枸杞三錢、紅棗三錢。
● 以小火熬煮，兩碗水熬成一碗就好了。

如果嫌麻煩，也可以一次熬多天份，放進冰箱冷藏，要喝時再加熱飲用，夏天涼涼的喝也不錯。安迪湯是溫補的，黃耆可補氣補虛，枸杞可補陽滋腎，紅棗可補氣健脾，經常服用，可增強免疫力、延緩衰老，平時多喝，還能有效預防感冒。但是，有糖尿病的人，必須減少紅棗的使用量，甚至不放，黃耆、枸杞則會降血糖，以免血糖升高。

「安迪湯」的變化：

● 要補腦，可加上「天麻」這一味中藥三錢。

● 使頭髮茂密烏黑，可在安迪湯中多加三錢「何首烏」。

● 口乾舌燥的朋友，可以加三錢「麥門冬」、三錢「熟地」。

● 呼吸系統氣管不好，那就加三錢「西洋參」。

● 有貧血，則可加入一、兩片「當歸」。

● 加入三錢「黨參」或三錢的「刺五加」，就有加強補能量和抗壓的效果。

我也把安迪湯運用在臨床治療上，讓有癌變潛力的口腔黏膜下纖維化或糜爛型口腔扁平苔癬病患；或免疫失調的復發性口腔潰瘍、貝歇氏病患者，服用黃耆枸杞紅棗湯，除口腔黏膜下纖維化外，其餘三病都合併西藥免疫調節劑（levamisole）來治療，結果發現，不但疾病治療時間縮短，也大大降低復發率。

　　這帖方劑對於自體免疫疾病，或病毒引起的免疫疾病，如扁平苔癬、疱疹病毒、復發性口腔潰瘍等症狀的改善，均有幫助。

安迪湯的禁忌：

● 當感冒嚴重、喉嚨很痛的時候，要暫緩別喝！

── 安迪養生功 ──

　　心靈，是中國哲學的術語，意味著心態靈敏或心境靈通，實際上是指思維器官潛在的認知能力。當心靈開竅時，對外界有關事物的因果關係，能直接的反應出來，這

便是「直覺」；而心靈深處的啟發，便是「悟性」。通常由於本身內在或外界的干擾，人腦的意識不容易有序化，但經過身心修鍊，是可以呈現「內明」或「了悟」的大智大慧。

在練氣功的時候，我發現消化系統有唾液分泌增多、胃排空時間縮短，因此會腸鳴活躍、食慾旺盛。在循環系統則有心律變慢、血壓下降、末梢血管擴張，出現手腳或局部的濕熱感。應該這麼說吧，氣功的效應，實際上是以副交感神經系統的興奮過程，來增強突出的表現。

這就可以解釋，當各種身心壓力引起情緒緊張時，交感神經過度興奮，血液中的兒茶酚胺類物質濃度增高，導致心率加快、血壓上升、體表和四肢末梢血管收縮、唾液和其他消化液分泌減少、腸胃蠕動力減弱、骨骼肌張力增高等等的狀況了。經過練功，的確是能消除或緩解身心壓力對人體的不良影響，恢復自律神經系統的平衡。

人的丹田為身體能量中心，這裡說的丹田是指下丹田，另有上丹田（頂輪）和中丹田（心輪）。練功時說的意守丹田，和神經內分泌活性物質的分泌有關。上丹田和腦下腺、松果體有關；中丹田和胸腺有關；而下丹田和腎

上腺之活性物質分泌有關。

　　丹田吐納能活絡腹部九條經絡，是練功、修禪最重要的基礎，並有益於交感神經及副交感神經的平衡，對於焦慮、緊張、害怕、失眠及高血壓等症狀，有相當大的幫助；對五臟六腑是很好的按摩運動，可使血中含氧量提高，並促進二氧化碳的排除。

氣功導引的養生：

● 透過氣功的導引來養生，就是一種極為天然的經絡鍛鍊。

● 深藏在肢體內的經絡，在運動時，必然要受到肌肉收縮、舒張，這樣的張力變化，能讓體內的熱能與代謝刺激，更加活躍，而達到中醫所謂的「行氣血、營陰陽」作用，使我們的五臟六腑、四肢百骸因為更協調的分工合作，而達到調節免疫力、抵抗疾病、保護健康的效果。

　　打坐，看起來像是靜止狀態，但是實際上經絡活動是

不停止的。因為氣功可以讓人從動態到靜態，練功入靜時精神放鬆、情緒寧靜、思想集中、萬念歸一，會活化腦細胞，有助於腦功能的開發。學習禪修、氣功，需要從與生命活動息息相關的呼吸入手，而且要二十四小時不斷地習慣腹式呼吸做吐納動作，活絡腹部的九條經絡，讓自律神經獲得平衡。

氣功導引、禪修入定，練功的要領，基本上要掌握好調心、調息和調身。

- 調心，是指意念的調整。
- 調息，是在有意識下均勻、和緩、輕鬆、舒服的調整呼吸。
- 調身，則在於姿勢的調整。

目的在透過呼吸的關注，排除一切雜念，達到緊張與壓力的消除；這樣一來，便使身心靈都處於輕鬆、寧靜的無負擔。

順應自然，是道家養生方法的重要內容，老子說：

「人法地，地法天，天法道，道法自然。」明確指出了人的養生必須順應自然規律，只有因時、因地，根據人的生長自然規律，選擇相應方法進行生活、養生，才能健康長壽。

借鏡大自然的養生方法很多，諸如生物鐘養生、負磁場養生、森林浴養生、陰離子和芬多精養生等。這些養生事實上都和生態系統有關，從內部生態向外延伸到環境生態、地球生態和宇宙生態。

所謂生物鐘養生，就是指人的一切活動要與生物鐘運轉「合拍」、「同步」，是一種適應人體內部規律的生物鐘調理法。值得注意的是，各種不良情緒壓力，會使生物鐘的運轉受到干擾而發生雜亂。只要違反身體自然的律動，就會造成身體嚴重的損害。

人體日鐘時刻表的作息：

- 半夜子時，為生理最低潮，最好睡覺。
- 大清早五點起床，精神飽滿。
- 早上七點，腎上腺荷爾蒙達到最高潮、心律加快、體溫

上升、血液加速流動、人體免疫功能增強。

● 上午十點，精力充沛、注意力和記憶力處於最佳狀態，最適宜工作。

● 下午二點，是一天中第二個最低點，反應遲鈍，精神困頓。

● 晚上七點，血壓升高，情緒最不穩定。

● 晚上九點，神經活動正常，晚間記憶力再度增強。

　　人體是個含水系統，水分子本身為一弱磁體，且負極比正極稍強。人體的血液和淋巴液在全身循環中，最易受磁場的影響。水分子的動能表現在人體就是電流。天空光線和陽光已知是正磁電場，因此當有太陽火焰及有暴風雨和閃電時，天空的正磁電場會增加，這種光源和天空光線，正是腦部與包括分解代謝激素之其他身體機能的自然喚醒者。

　　地球板塊相對於正磁極化的天空而言，是負磁極化的。當天空光線逝去時，我們處於逐漸增加的負磁場中，由於負磁場對腦部與身體機能具有舒緩和寧靜的效用，以負磁場輔助所產生的睡眠，可以消除生活緊張、負面情緒

所產生或惡化的自律神經失調，並且磁力輔助的睡眠，可充分抵消地球磁場正在衰退、而又到處充滿人工正磁場的不利環境。

森林浴利於健康，主要在於森林能供應氧氣、淨化大氣、調節氣候、防阻噪音，尤其是陰離子和芬多精，有助於養生。自然環境中的海濱樹林、山村鄉間、花園、瀑布、噴泉等空氣新鮮潔淨地區，空氣中的陰離子含量相對較多。城市、街道人群擁擠的公共場所和避風不良的居室等處則陰離子較少，容易惡化病情。另外應用人工空氣陰離子發生器，產生大量的空氣陰離子，也可作為保健或治療之用。

經現代醫學研究，空氣陰離子對人體各系統均有不同程度的生物效應：

中樞神經系統：空氣陰離子能改善大腦皮質功能，使腦力活動效率提高，改善睡眠。
自律神經系統：能影響自律神經系統的應激功能，調整自律神經功能。

呼吸系統：促進排痰、暢通呼吸道、改善肺的通氣和換氣功能。

心血管系統：具有降壓、減慢心率、改善心肌營養狀況。

造血系統：能減慢紅血球沈澱速率，延長凝血時間。空氣陰離子又能使周圍紅血球、白血球、血小板計數增加。

免疫系統：能活躍網狀內皮系統功能，血中球蛋白含量增高，故能增強機體抗病能力。

其他：則包括能促進胃液分泌、食慾增加；促進新陳代謝，機體發育，增強體質。空氣陰離子作用於傷口，能促進上皮和肉芽生長，並有抑菌作用等等。

植物的葉、芽、花、果等，能分泌各種芳香性揮發物質，飄散在空氣中，這些具有殺菌力的揮發性芳香精油，即是芬多精，全世界每年中森林中散發出的芬多精達 1.75 億噸。芬多精不但淨化空氣，更具殺菌作用；另能刺激大腦皮質，使精神舒爽，對疲勞之消除，有紓解作用。所以建議大家，假日多走進大自然，是絕佳的養生之道！

安迪養生壓箱寶

　　從生理的角度看，人類有一個最為關鍵的年齡，此一大關卡是四十歲。因為四十歲，免疫力降低一半，褪黑激素分泌量也下降一半，整個人的抵抗力明顯變差。所以，四十歲是一個人開始保養的關鍵年齡。

　　醫師的平均壽命比平常人要少十歲以上，身為醫師的壓力，以我來說，一個月下來，門診量大約要看一千位病人，不但要負擔病人的病情進展，時時進修醫學新知，還要聽病人吐苦水，鼓舞病人戰鬥力。

　　看診之外，還要教學、做研究，參加國際醫學會議。做研究必須和國際醫學研究競爭，教學則每兩年就要評鑑一次，看是否續聘。近年來，台大醫院針對每位醫師的門診看診數、計算業績點數，再加上偶有病人投書，在在都形成醫師的壓力。

　　雖然很忙碌，但我每天夜裡十二點以前一定睡覺，清晨大約六點至六點半起床，起床後先做十分鐘養生功，讓筋骨活絡一下，接著再打坐二十分鐘，為一整天的活動儲備能量。中午看診休息時間，雖因醫院病氣很重，不適合

練氣，但還是在研究室裡，適當吐納休息三十分鐘。

平時出門上班或演講，利用在捷運上或計程車上時間，可以練腹式呼吸的吐納，久練氣功後，體內果然氣血流暢，身體變好了，上課或演講，中氣更足，這二十年來，難得感冒。透過練氣、多接觸大自然，可以讓神經系統平衡，降低壓力。因此家裡書房外，特別保留種有綠樹的小院子，在練氣功的時候可以吸納植物的陰離子和芬多精。

因為長期演講的關係，有時會在黃耆枸杞紅棗湯中加五味子護嗓，或是泡彭大海來喝。而早上一起床，喝一杯包含紅、黃、綠色蔬果，加果寡糖打成汁的蔬菜精力湯，幫助排便、排毒。而最基本的原則是要吃三到五份蔬菜、二到四份水果，補充優質蛋白質，如牛奶、蛋等。

新鮮的蔬菜水果就是抗老防癌、增強免疫力的神奇秘方，生菜沙拉是我的最愛，早餐總要喝上一杯蔬果精力湯。除了多吃蔬果之外，每天都要吃一顆紅殼的有機蛋。過於疲累休息不夠時，也會適時補充一點保健品來抗疲抗壓，並且也會適當降膽固醇和降血脂。

在家中我會善用任何高科技設備，以達到環境健康。

拿喝水來說，飲用水相當重要，喝好水、喝夠水，才能養好身，我每天至少得喝3000c.c以上的能量水和用能量水泡的陳年普洱茶。所以在家裝設一台能量淨水器，用以過濾細菌、雜質，這台不同之處，在於連接淨水器的能量管是結合多種特殊礦石，能過濾水中的氯，並且使水分子團變小，有助於排毒。

穿鞋的問題，也不能輕忽，由於經常演講久站，腳掌和膝蓋關節承受的負荷過重，導致每天起床腳一踩到地就疼痛不已，這才發現是腳底筋膜發炎在作祟。因此，這十多年來，選擇雙氣墊的鞋子，以保護雙腳，緩衝踩地的反彈力道。這點對需要久站工作的朋友，順便做個提醒。

養生要全天候，所以在家裡和研究室，空氣清淨機、陰離子生成器，總是二十四小時不間斷的開動。當空氣中陰離子數量越多，可提高副交感神經機能，有助平衡自律神經。 另外像多聽聽「醫學共振音樂」，除了可以讓身心和諧外，還可以有效的達到放鬆、好好休息。

洗冷水澡，養生的小秘訣！

冷水澡可以幫全身血管做SPA、做體操，年輕時在馬祖服役，幾乎天天洗冷水澡，從不會感冒生病。這幾年來，又開始洗冷水澡，夏秋兩季一定洗冷水。洗冷水澡的好處，在身體剛接觸到冷水時，皮膚血管收縮，血液流至深層內臟，過了幾分鐘之後，皮膚開始泛紅，血液又流回皮膚，透過血液快速循環，等於幫血管做了體操。

負面情緒，是養生防老的最大障礙！

國外臨床研究顯示，一旦內心產生負面情緒，神經—免疫—內分泌網絡就會亂掉，導致免疫力越來越差，長久下來，當然就會不健康，容易生病。能夠保持愉快心情，擁有一顆樂觀進取的心，就能遠離負面情緒、負面想法，長保身心健康，不僅自己健康身體好，也能帶給周遭的人積極進取的活力。

一個人的心態，會影響到健康，有時候壓力和疲憊，是從內心而起，最後才會釀成生理上的各種疾病，這和中醫所謂的病由內因、外感而起不謀而合，所以建議各位朋友，該工作的時候，努力工作；該休息的時候，也請努力

休息，特別是剝奪睡眠時間，對免疫力調節或健康來說，
都是得不償失的。

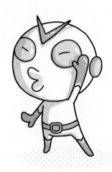

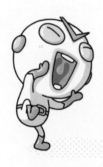

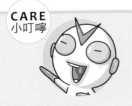

睡好覺，有一套

● 要增強抵抗力，最基本的就是睡眠！

● 每天晚上一定要在十二時以前睡，若下午一、二點能午睡一下會更好。因為人的身體在每天晚上九時，開始分泌褪黑激素，凌晨一時在熟睡時達到最高峰，以調節身體平衡，如果晚上十二時還不睡覺，身體一定會比較疲憊。

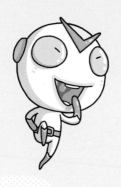

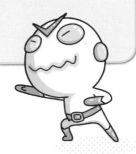

孫安迪 博士
學術榮譽

1.Who's who of the Republic of China, 1998.

2.Who's who in the Republic of China. 1999-2005.

3.Taiwan Who's who, 2005, 2007-2008.

4.Gallery of Excellent, IBA. (International Biographic Assoiation)

5. IBA Board of Governors, 2003.

6.2000 Outstanding Intellectuals of the 20th Century, IBC. (International Biographic Center, England)

7.2000 Outstanding Scholars of the 21th Century, IBC.

8.2000 Outstanding Intellectuals of the 21th Century, IBC.

9. 2000 Outstanding Scientist of the 21th Century, IBC.

10.2000 Eminent Scientists of Today, IBC.

11.Who's who in the 21th Century, IBC.

12.Outstanding People of the 21th Century, IBC.

13.One Thousand Great Intellectuals, IBC.

14.One Thousand Great Scientist, IBC.

15.One Thousand Great Asians, IBC.

16.One Thousand Great Scholars,IBC.

17.Greatest Intellectuals of the 21th Century, one hundred, 2004, 2005, IBC.

18.International Intellectual of the year 2001, IBC.

19.International Scientist of the year 2002, IBC.

20.Living Science, 2002, 2003, IBC.

21.2000 Outstanding People, 2003, IBC.

22.The Lifetime of Achievement One Hundred, 2003, 2005, IBC.

23.The Worldwide Honours List, IBC.

24.The First Five Hundred, 2003, 2004, IBC.

25.Greatest Lives, 2004, IBC.

26.International Health professional of the year, 2004, IBC.

27.Awards Roster, 2004, 2005,IBC.

28.Scientific Faculty of the IBC.

29.Hall of Fame, IBC.

30.500 Founders of the 21st Century, IBC.

31.The Da Vinci Diamond, 2004, IBC.

32.Leading Health Professionals of the World, 2005, IBC.

33.Top 100 Health Professionals, 2005, IBC.

34.Top 100 Scientists, 2005, IBC.

35.Top 100 Health professionals pinnacle achievement award, 2005, IBC.

36.Salute to Greatness, 2005, IBC.

37.Decree of Excellence in Medicine and Healthcare, 2005, IBC.

38.Pinnacle of Achievement Award, 2005, IBC.

39.Certificate of Appointment, 2006, IBC.

40.Distinguished Award to the Health Profession Award, 2007, IBC.

41.Great Lives of the 21st Century, 2008, IBC.

42.Who's who in the World, 2001-2010, Marquis, USA.

43.Who's who in Science and Engineering, 2002/2003, 2003/2004, 2004/2005, 2005/2006, 2006/2007, 2007/2008, 2008/2009, 2009/2010, Marquis, USA.

44.Who's who in Medicine and Health care, 2002/2003, 2003/2004, 2004/2005, 2005/2006, 2006/2007, 2007/2008, 2008/2009, 2009/1010, Marquis, USA.

45.Who's who in Asia, 2007, Marquis, USA.

46.Who's who in America, 2008, 2009, 2010, 2011, Marquis, USA.

47.American Order of Excellence, 2000, ABI. (American Biographic Institute, USA)

48.Research Board of Advisors, 2002, ABI.

49.American Hall of Fame, ABI.

50.1000 Leaders of World Influence, 2000, ABI.

51.500 Leaders of World Influence, 2000-2004, ABI.

52.21th Century Genius of Distinction, 2005, ABI.

53.First Five Hundred, ABI.

54.Governor's Award, 2002/2003, ABI.

55.Greatest Minds of the 21th Century, ABI.

56.Outstanding Mens of the 21th Century, 2001, 2004, ABI.

57.Man of the year, 2004, ABI.

58.Man of Achievement, 2005, ABI.

59.Leading Intellectuals of the World. 2000~2001, 2002~2003, 2003~2004,ABI.

60.The 100 Most Intriguing people of 2002, ABI.

61.Outstanding Professional Award, 2004, ABI.

62.World Lifetime Achievement Award, ABI.

63.World Book of Knowledge, ABI.

64.Greatest Lives, ABI.

65.Ambassador of Grand Eminence, 2002, 2007, ABI.

66.The Genius Elite, ABI.

67.Noble Laureate, 2005, ABI.

68.Genius Laureate–500 Greatest Geniuses of the 21st Century, 2005, ABI.

69.American Medal of Honor, 2005, ABI.

70.500 Greatest Geniuses of the 21st Century, 2006, 2009, ABI.

71.Gold Medal for Taiwan, ROC, 2006, ABI.

72.One of the World's Most Respected Experts, 2006, ABI.

73.International Directory of Experts and Expertise, 2007, ABI.

74.500 Distinguished Professors, BWW Society (USA).

75.The Master of Diploma, Academy of Letters (USA).

76.Asia/Pacific-WHO's WHO, (Vol. IV), 2003, (Vol. VI), 2005, India.

77.Asian/American Who's Who (Vol. III), 2003, India.

78.Distinguished and Admirable Achievers (2nd edition) ,2005, India.

LOCUS

LOCUS

LOCUS

LOCUS